Yuniel Chávez Mena
Keylan Guzmán Reyes
Yailin Pérez Díaz

Determinantes da saúde

Yuniel Chávez Mena
Keylan Guzmán Reyes
Yailin Pérez Díaz

Determinantes da saúde

Comportamento em doentes diabéticos de tipo 2.

ScienciaScripts

Imprint
Any brand names and product names mentioned in this book are subject to trademark, brand or patent protection and are trademarks or registered trademarks of their respective holders. The use of brand names, product names, common names, trade names, product descriptions etc. even without a particular marking in this work is in no way to be construed to mean that such names may be regarded as unrestricted in respect of trademark and brand protection legislation and could thus be used by anyone.

Cover image: www.ingimage.com

This book is a translation from the original published under ISBN 978-3-330-09710-0.

Publisher:
Sciencia Scripts
is a trademark of
Dodo Books Indian Ocean Ltd. and OmniScriptum S.R.L publishing group

120 High Road, East Finchley, London, N2 9ED, United Kingdom
Str. Armeneasca 28/1, office 1, Chisinau MD-2012, Republic of Moldova, Europe
Managing Directors: Ieva Konstantinova, Victoria Ursu
info@omniscriptum.com

Printed at: see last page
ISBN: 978-620-8-37477-8

RESUMO

Introdução: *Uma das doenças que está a aumentar em todo o mundo, causada pela alteração dos determinantes sociais da saúde, é a diabetes mellitus.* ***Objetivo:*** *Descrever o comportamento dos determinantes sociais da saúde associados aos pacientes diabéticos tipo 2 em uma clínica no período de julho de 2019 a maio de 2021.* ***Métodos:*** *Foi realizado um estudo descritivo, transversal, quantitativo-qualitativo. A população foi constituída por 59 idosos com diabetes tipo 2 e a amostra foi selecionada por amostragem probabilística aleatória simples, com prévio consentimento informado.* ***Resultados****: Predominou o sexo feminino (54,24%), a faixa etária de 75 a 79 anos (30,51%), a cor da pele era branca (88,13%), 30,51% não tinham escolaridade, donas de casa para 37,29%, 64,41% tinham história familiar de diabetes, 67.80% tinham como comorbilidade a obesidade e hiperlipoproteinemias primárias, o stress e o tabagismo foram determinantes em 100% dos indivíduos, as famílias dos diabéticos eram funcionais em 61,02%, glicemia ligeira não controlada (47,45%), como complicações neuropatias e cardiopatias e elevado nível económico (44,06%).* ***Conclusões****: Predominaram mulheres com idade entre 75-79 anos, brancas, sem escolaridade, donas de casa, com história familiar de diabetes mellitus, como comorbilidades a obesidade e hiperlipoproteinemias primárias. Os determinantes sociais de saúde que tiveram maior impacto foram o stress, o tabagismo, a alimentação inadequada e uma situação económica predominantemente elevada.*

Palavras-chave: Determinantes sociais da saúde, Diabetes mellitus

ÍNDICE

INTRODUÇÃO

Uma das doenças que está a aumentar a nível mundial, causada pela alteração dos determinantes sociais da saúde, é a diabetes mellitus. Esta doença tem um carácter endémico em consequência da raça, da alteração dos hábitos de vida e da velhice que atingem as pessoas que constituem uma população. [1]

A diabetes mellitus (DM), devido à sua elevada morbilidade e mortalidade, está entre as quatro principais doenças não transmissíveis que se tornaram um dos maiores desafios de desenvolvimento do século XXI. [2]

A Federação Internacional de Diabetes afirma que a diabetes tipo 2 (DM2) representa a maioria dos casos de diabetes em todo o mundo e foi declarada uma emergência de saúde global. [3]

A nível mundial, a DM afecta mais de 194 milhões de pessoas e estima-se que este número atinja os 366 milhões de casos em 2030. A taxa de crescimento da DM é mais elevada nos países em desenvolvimento, o que pode ser explicado pela urbanização crescente e pela ocidentalização dos hábitos e estilos de vida. É uma das principais causas de mortalidade precoce e de incapacidade. [4] Do mesmo modo, a Organização Mundial de Saúde (OMS), num relatório apresentado em 2020, declarou que o excesso de mortalidade global em doentes com DM2 é cerca de 15% superior em 2020, mas varia muito consoante o país. A prevalência da doença diabética ameaçadora nos Estados Unidos é de cerca de 4,4 % entre os adultos com mais de 40 anos. [5]

Na Cidade do México, de acordo com relatórios apresentados pelo Ministério da Educação, Ciência, Tecnologia e Inovação e pelo Instituto Nacional de Saúde Pública, existem 2,2 milhões de pessoas com DM2 e mais de 70% dos habitantes têm factores de risco predisponentes (excesso de peso ou obesidade). [6]

O Peru tem de 3 a 9 casos de diabetes mellitus por 100 habitantes com 15 anos ou mais, de acordo com a Pesquisa Demográfica e de Saúde da Família (Endes) de 2019. No ano anterior (2018), o número foi 0,3% menor no mesmo segmento de residentes. [7] A diabetes mellitus é uma síndrome orgânica multissistémica caracterizada pelo aumento dos níveis de glicose no sangue como resultado de defeitos na secreção de insulina. Ocorre em qualquer idade, independentemente do sexo, raça ou religião, mas os adultos são os mais afectados. [8]

A idade avançada, o sedentarismo, o excesso de peso, a história familiar de diabetes, a hipertensão arterial, a tolerância à glicose diminuída e a hiperlipidemia são factores de risco que se associam ao aumento da doença. A maioria dos casos de diabetes mellitus tipo 2 tem origem numa síndrome metabólica em que estão associados a hipertensão arterial, o aumento dos níveis de colesterol, triglicéridos e/ou ácido úrico e a obesidade.[7]

Estudos indicam que a maioria dos casos de diabetes pode ser prevenida através de uma alimentação saudável à base de frutas e legumes e de uma dieta saudável que permita a manutenção de um peso corporal adequado, bem como evitando substâncias nocivas como o tabaco e o álcool, factos e recomendações que na prática não são postos em prática devido à falta de educação para a saúde e fundamentalmente devido ao necessário controlo por parte das entidades responsáveis pela administração da saúde. [8]

A diabetes mellitus, e as doenças crónicas não transmissíveis em geral, são patologias que não podem ser tratadas eficazmente sem ter em conta os determinantes sociais da saúde. A DM, especialmente a do tipo 2, é uma doença cuja evolução é afetada por elementos sociais intimamente relacionados. [1] Nas últimas décadas, tem vindo a desenvolver-se e a consolidar-se progressivamente um campo de investigação empírica no que respeita aos chamados determinantes sociais da saúde. saúde (DSS). Este programa de investigação e este conjunto de conhecimentos confirmaram a existência de uma série de factores sociais que afectam significativamente a saúde, conduzindo a diferentes resultados em termos de saúde entre populações e no interior das mesmas. [9]

A abordagem dos determinantes sociais da saúde sublinhou a necessidade urgente de analisar as condições de vida das pessoas para compreender corretamente o processo de saúde e doença e, assim, dar respostas mais adequadas que melhorem as condições de saúde da população e modifiquem as desigualdades. [10]

A determinação do estado de saúde é um tema vasto que muda de um contexto para outro, em que os determinantes interagem de forma não linear. Há determinantes que estão diretamente ligados ao indivíduo, como os comportamentos e hábitos destinados a cuidar da saúde e a utilidade dos serviços relacionados com a saúde. Por outro lado, há aqueles que interagem com a esfera social.1

Os determinantes sociais da saúde (DSS) constituem uma oportunidade para abordar a DM2 numa perspetiva mais alargada. Os DSS são um conceito que surge da necessidade de considerar as condições de saúde para além do nexo biopsíquico humano no qual se desenvolvem doenças de grande impacto social como a DM2. [5]

A diabetes mellitus, especificamente a diabetes mellitus de tipo 2, é uma doença causada por múltiplas causas, em que os determinantes sociais da saúde, tais como o rendimento e os níveis de educação, a ocupação, a acessibilidade aos serviços de saúde, as dietas ricas em calorias, a inatividade física, as crenças sobre a beleza, o género e o funcionamento da família, estão intimamente relacionados e desempenham um papel importante, o que leva a que haja cada vez mais provas de que a diabetes mellitus é uma doença social. [11]

A diabetes mellitus tipo 2 é um exemplo típico de uma doença que parece estar concentrada em zonas de maior pobreza e em indivíduos com baixos rendimentos e baixo estatuto. educacional. Esta relação é também condicionada pelo papel do estatuto socioeconómico nos cuidados de saúde, na prevenção da doença, nas medidas de promoção da saúde, na vontade de procurar tratamento e nos estilos de vida. [12]

Num estudo sobre os determinantes sociais da diabetes mellitus tipo 2 em Ciudad del Este, foi demonstrado que, quando os vários factores de risco foram associados à variável sexo, 67% da população feminina tinha uma dieta inadequada e 33% da população masculina tinha uma dieta inadequada, enquanto um estilo de vida sedentário representava 67% e 33% do total de casos, respetivamente, o alcoolismo afectava 8% do sexo masculino e não foram detectados casos no sexo feminino. Ao explorar as diferenças nos estilos de vida da população estudada, foram encontradas diferenças significativas em que 50% da população vive de forma saudável, 33% de forma moderadamente saudável e 17% de forma não saudável. [13] Autores como Heredia et al. investigaram os DSS e o risco de DM2 na população mexicana e concluíram que os principais factores de risco para DM2 na população mexicana são

adultos sofriam de hipertensão arterial, enquanto o excesso de peso/obesidade é um fator de risco partilhado por adultos e crianças. [14]

Rodríguez Plasencia et al., ao avaliarem os determinantes sociais da saúde em relação à prevenção da doença do pé diabético, determinaram que 50,0% dos pacientes têm um nível socioeconómico médio; 41,3% são do grupo etário adulto; 55,0% são de raça mista; 30,0% têm um nível de educação superior e 21,3% têm um estatuto de emprego temporário e independente.[1]

Marmot classifica os determinantes sociais como proximais, intermédios e estruturais e como condições que são um produto do contexto político e económico de cada região, através das quais se pode estabelecer a distribuição desigual de bens e serviços e as desigualdades. [12]

A Associação Americana de Diabetes (ADA) inclui recomendações para a adaptação do tratamento ao contexto social, reconhecendo o importante papel desempenhado pelos determinantes sociais nos resultados da diabetes. Há anos que a OMS também promove o estudo dos determinantes sociais, uma vez que constituem uma das variáveis para o desenvolvimento de uma resposta abrangente e mais eficaz às necessidades de saúde. [15]

Em Cuba, desde 1975, o Instituto Nacional de Endocrinologia desenvolveu um Programa Nacional de Cuidados Integrais para Diabéticos, indicando que esta doença é evitável, actuando sobre factores de risco bem definidos. [16] No entanto, a diabetes é uma das dez principais causas de morte no país, ocupando o oitavo lugar de acordo com as estatísticas nacionais. [17]

De acordo com o anuário estatístico cubano, em 2019, o DM teve uma prevalência de 66,7 por 1000 habitantes e a província de Villa Clara 66,9, ocupando o sétimo lugar a nível nacional. Portanto, é necessário estudar a diabetes tipo 2 em adultos, dado que um elevado número de pacientes no município é afetado. Além disso, na Policlínica Sul há um alto aumento na prevalência desta doença no dispensário de 2019, com 1989 casos e uma incidência de 96 pacientes, equivalente a 4,82%, relatando 45 diabéticos a mais que em 2018 e o fato de que a clínica 14-32 tem 77 diabéticos tipo 2, onde 76,6% têm 60 anos ou mais, com base em uma pirâmide populacional constrita com tendência a ser estacionária. Para além disso, sabe-se que estes doentes vêm frequentemente à consulta devido ao descontrolo da glicemia, complicações e internamentos associados à deterioração da qualidade de vida e complicações como principais causas de morbilidade e mortalidade, pelo que se decidiu colocar este como um problema de investigação:

Problema científico: Qual é o comportamento dos determinantes de saúde associados aos pacientes diabéticos tipo 2 na clínica 14-32 da Policlínica Placetas Sul no período de julho de 2019 a maio de 2021?

OBJECTIVOS

Objetivo geral: Descrever o comportamento dos determinantes sociais da saúde associados aos pacientes diabéticos tipo 2 na clínica 14-32 na Área Sur no período de julho de 2019 a maio de 2021.

Objectivos específicos:

1. Caracterizar a amostra de acordo com as variáveis clínicas e epidemiológicas de interesse para a investigação.
2. Identificar os determinantes sociais da saúde que mais afectam os pacientes estudados.
3. Estabelecer associações entre os determinantes sociais investigados, o controlo glicémico e as complicações detectadas.

QUADRO TEÓRICO

As doenças não transmissíveis são um problema de saúde pública que gera um grande volume de recursos financeiros devido aos elevados custos dos cuidados necessários para a sua gestão. [18]

As doenças crónicas não transmissíveis (DCNT), como a DM2, são complexas e representam um desafio global para a sociedade e os sistemas de saúde. A prevalência global da DM2 tem sido atribuída a um conjunto complexo de factores socioeconómicos, demográficos e ambientais e a um aumento dos factores de risco para o desenvolvimento da doença relacionados com estilos de vida pouco saudáveis, como o excesso de peso/obesidade e baixos níveis de atividade física. [5, 14]

História

A diabetes é uma doença conhecida desde a antiguidade, sendo que a primeira referência escrita de que dispomos é do antigo Egito, por volta de 1553 a.C. Perto de Luxor, o arqueólogo George Ebers encontrou um papiro que se refere à diabetes e descreve um dos seus principais sintomas, a poliúria, um aumento da produção de urina. [19]

No século V ou III a.C., o médico indiano Susruta descreveu uma doença estranha, típica de pessoas ricas e obesas que comiam muitos doces e arroz e cuja caraterística era uma urina pegajosa, de sabor doce e que atraía formigas e moscas, razão pela qual lhe chamavam madhumeha (urina de mel). Desta forma, Susruta, o pai da medicina hindu, descreveu a diabetes mellitus, chamando-lhe a "doença dos ricos", classificando-a mesmo numa diabetes que ocorria nos jovens e que levava à morte e noutra que ocorria em pessoas de uma certa idade. Explica ainda que esta doença afectava geralmente vários membros da mesma família. O termo diabetes, do grego "aquilo que atravessa", foi utilizado pela primeira vez por Aretaeus da Capadócia (81-133 d.C.) no seu tratado "Sobre as causas e os sintomas das doenças", que também descreve a sede excessiva e o aumento da micção (polidipsia).

e poliúria), sendo que o aumento do apetite (polifagia) passava despercebido nesta altura. No século II, Galeno considerava que a diabetes era uma doença dos rins e que era a urina abundante que provocava a caquexia, porque o organismo não conseguia reter o líquido. Na Pérsia, Avicena (980-1037) escreve sobre a diabetes no seu livro "Canon de la

Medicine", identificando o aumento do apetite, os problemas do sistema sexual, a gangrena e a doçura da urina. Mais tarde, Paracelso (1493-1541) considerou que a diabetes não era uma doença dos rins, como era comummente aceite até então, mas uma doença do sangue. Ferveu a urina de um doente e obteve cristais brancos que, sem os testar, considerou serem sal, o que, segundo ele, explicava a sensação abundante de sede e de urina dos diabéticos.

Thomas Willis cunhou o termo mellitus em 1672 quando descobriu que a urina destes doentes era doce. Este facto serviu para estabelecer uma diferença diagnóstica em relação a outras causas de poliúria.

Claude Bernard (1813-1878) investigou a forma como certos alimentos podem ser convertidos em glicose (1857) e como o fígado converte o glicogénio, que pode depois ser convertido novamente em glicose, para manter os níveis plasmáticos constantes. A sua investigação descreveu dois critérios de diagnóstico da diabetes mellitus: a hiperglicemia e a

glicosúria.
Em 1919, Frederick Allen (1879-1964) propôs o tratamento da diabetes através de uma dieta muito pobre em hidratos de carbono. Em 1921, Frederick G. Bantin e Charles H. Best tiveram a ideia de ligar o ducto pancreático excretor de um macaco, provocando a auto-digestão da glândula. Depois, ao espremerem o que restava deste pâncreas, obtiveram um líquido que conseguia baixar os níveis de glucose no sangue: foi assim que se descobriu a insulina. A primeira injeção de insulina em seres humanos foi administrada a um rapaz de 14 anos, Leonard Thompson, a 11 de dezembro de janeiro de 1922, no Hospital de Toronto, no Canadá.[19] Em termos de evolução tecnológica no controlo da diabetes, as primeiras canetas de insulina surgiram em 1985. A partir de 1980, o fabrico de insulinas recombinantes humanas marcou um grande avanço no tratamento da diabetes.
diabetes. Richard K. Bernstein desenvolveu o primeiro glucómetro portátil. [20]

No domínio do pâncreas artificial, levou ao aparecimento do primeiro sistema comercial em junho de 2017: o sistema Medtronic minimed™ 670G. [21]

Epidemiologia

A Organização Mundial de Saúde (OMS), em 2019, declarou que a diabetes era a sexta principal causa de morte, com uma estimativa de 244 084 pessoas que morreram em resultado de complicações, incluindo insuficiência renal, paragem cardíaca, acidente vascular cerebral e perda de membros inferiores.[1]
De acordo com a Federação Internacional de Diabetes (IDF), cerca de 415 milhões de adultos entre os 40 e os 79 anos têm diabetes mellitus e prevê-se que este número aumente para 693 milhões em 2045. [5]
Aproximadamente 62 milhões de pessoas nas Américas têm diabetes. A maioria vive em países de baixo e médio rendimento e, anualmente, 244 084 mortes são diretamente atribuídas à diabetes. O número de casos de diabetes tipo II está a aumentar de forma constante nas últimas décadas. [7]
Os países com o maior número de pessoas com diabetes são a China, que tem mais de 116 milhões de pessoas com diabetes. Em segundo lugar está a Índia, com mais de 77 milhões. Em terceiro lugar, os Estados Unidos, com cerca de 31 milhões. [22]
Nos Estados Unidos, estima-se que 30,3 milhões de indivíduos sofram de diabetes, o que representa 9,4% da população total, dos quais 12 milhões têm 65 anos ou mais; a América do Norte e as Caraíbas representam 11%, o Médio Oriente e o Norte de África 10,8%, o Sudeste Asiático 10,1%, a Europa 6,8% e os Estados Unidos 6,8%.[23] Em 2030, prevê-se que 11,2% dos adultos norte-americanos sofram desta doença. [5]
No México, o panorama não é diferente, de acordo com dados oficiais de 2018, a prevalência de DMT2 em 2018 foi de 10,3% e é a terceira principal causa de morte no país. [14]
Dois dos dez países com o maior número de casos encontram-se na América Latina: Brasil com 14,3 milhões e México com 11,5 milhões de casos, respetivamente. [6] De acordo com a OMS (2018), há aproximadamente 2 milhões de pessoas no Peru que sofrem de diabetes e é a décima quinta principal causa de morte. A mesma organização prevê que as mortes por diabetes duplicarão entre 2005 e 2030. A mortalidade por diabetes em pessoas entre os 30 e os

69 anos, nos homens, foi de 710 e, nas mulheres, de 640; e nas pessoas com 70 anos ou mais, nos homens, foi de 750 e, nas mulheres, de 850. [8]

No Equador, 7,8% dos equatorianos têm níveis elevados de glicose no sangue e, de acordo com dados obtidos pelo Ministério da Saúde Pública, a diabetes foi responsável por 34.597 diagnósticos, apenas até metade do ano de 2018, onde apenas 1,82% dos casos são de diabetes mellitus tipo 1. Nos anos entre 2014 e 2017, segundo o INEC, o diabetes é a segunda maior causa de morte. [24] A prevalência da doença no Uruguai é de 8,2% da população adulta, de acordo com dados oficiais. [25]

De acordo com a Associação Americana de Diabetes (ADA), a Diabetes Mellitus é definida como um conjunto de distúrbios metabólicos caracterizados por hiperglicemia crónica, que resulta de uma falha na secreção de insulina, nos efeitos da insulina ou em ambos. É classificada em 4 grupos:

- Diabetes Mellitus tipo 1: caracteriza-se pela destruição autoimune das células beta pancreáticas. Diabetes mellitus tipo 2: o defeito consiste na resistência à insulina acompanhada de deficiência de insulina.
- Diabetes gestacional: aumento da glucose pela primeira vez durante a gravidez.
- Outros tipos específicos de diabetes: este grupo inclui uma grande variedade de doenças raras. [6, 26]

Diabetes Mellitus tipo 2

Conceito

Arpita Laruta et al. afirmam que a diabetes mellitus de tipo 2 é uma doença crónica, multifatorial, que se distingue por uma perturbação do metabolismo dos hidratos de carbono, deficiente na secreção ou na ação da insulina, que conduz a uma hiperglicemia crónica causadora de complicações microvasculares e macrovasculares. [7]

A diabetes tipo 2 é geralmente definida como uma hiperglicemia resultante de um desequilíbrio entre a produção de insulina e a resposta adequada do organismo à mesma. Sempre foi uma doença que afecta principalmente os adultos, enquanto a diabetes tipo 1 está associada à idade pediátrica, embora nem sempre seja esse o caso. [27]

Limón García et. al. referem que a DT2 é definida como a incapacidade das células do organismo responderem plenamente à insulina e é influenciada por vários factores, tradicionalmente não modificáveis (idade, sexo feminino,2 história familiar hereditária 1 de primeira linha) e modificáveis (peso, dietas hipercalóricas, índice de massa corporal elevado, colesterol total, obesidade, hiperglicemia, dieta inadequada,3 perímetro abdominal elevado, HTN, sedentarismo e estatuto socioeconómico). [3]

A autora filia-se no conceito proposto por Limón García et. al. por considerar que é o que apresenta de forma mais completa as caraterísticas e os factores de risco da patologia.

Factores de risco para a Diabetes Mellitus tipo 2

A DM2 é uma doença causada por uma combinação de factores genéticos, ambientais e comportamentais. Os factores de risco predisponentes podem ser divididos em:

• Factores de risco modificáveis: obesidade, excesso de peso, obesidade abdominal, sedentarismo, tabagismo e padrões alimentares,

• Factores de risco não modificáveis: idade, raça, história de DM2 num familiar de primeiro grau, história de DM gestacional, síndrome dos ovários poliquísticos. [6, 28]

Fisiopatologia

À resistência à insulina hepática e muscular é atribuída a principal responsabilidade pela etiopatogénese da DM-2. O aumento da síntese hepática de glicose e a diminuição da captação de glicose pelo músculo levariam a um aumento progressivo dos níveis de glicose no sangue, o que, juntamente com a deficiente secreção de insulina pela célula beta pancreática, determinaria o início do quadro clínico do DM-2.

Foi agora demonstrado o envolvimento de outros componentes na progressão da DM-2, como o tecido adiposo, o tecido gastrointestinal, as células alfa dos ilhéus pancreáticos, os rins e o cérebro. [29]

Manifestações clínicas

Pode produzir sinais e sintomas como: [30]

- Sede anormal e boca seca
- Fome extrema
- Micção frequente
- Falta de energia
- Cansaço extremo
- Perda de peso súbita
- Feridas de cicatrização lenta
- Infecções recorrentes
- Visão turva Fisiopatologia

Nos primeiros anos, predomina um longo período pré-clínico de resistência à insulina, em que o pâncreas aumenta progressivamente a secreção de insulina para compensar esta alteração, produzindo uma hiperinsulinémia, que mantém os níveis normais de glicemia em jejum e pós-prandial, estando também associada a lipotoxicidade em doentes com obesidade e resistência à insulina. Numa segunda fase, há uma resposta aguda em que a resposta de resistência à insulina se mantém, mas a capacidade secretora das células B começa a diminuir, aumentando os níveis de glicemia e manifestando-se no achado laboratorial de níveis alterados de glicemia em jejum e figuras de intolerância à glicose. [31]

Complicações clínicas da diabetes tipo II

As complicações da diabetes são responsáveis por 91% das amputações dos membros inferiores, 60% das hospitalizações por doenças cardiovasculares e 50% das hospitalizações por acidentes vasculares cerebrais. Cerca de um quarto das mortes por diabetes deve-se a complicações da doença. [15]

As complicações que podem surgir na sequência da diabetes tipo II podem ser agudas e crónicas ou de longa duração. [5]

As complicações agudas são a hiperglicemia, a hipoglicemia e a cetoacidose diabética. As complicações a longo prazo ou crónicas aumentam de gravidade dependendo do nível de controlo da glicose que a pessoa manteve ao longo da sua doença. A longo prazo, as mais comuns são a retinopatia, a nefropatia, a neuropatia e a doença cardiovascular. Da mesma forma, amputações, doenças dentárias, complicações na gravidez e disfunção sexual estão associadas ao diagnóstico de diabetes. [5,32] As complicações crónicas da diabetes mellitus incluem:

0 Oftalmológicas: retinopatia diabética não proliferativa ou proliferativa, edema macular, rubeose da íris, glaucoma e cataratas.

0 Renal: proteinúria, doença renal terminal e acidose tubular renal de tipo IV.

O Neurológicas: polineuropatia simétrica distal, polirradiculopatia, mononeuropatia e neuropatia autonómica.

0 Gastrointestinal: gastroparesia, diarreia e obstipação.

O Geniturinário: cistopatia, disfunção erétil, disfunção sexual na mulher e candidíase vaginal.

O Cardiovascular: doença arterial coronária, insuficiência cardíaca congestiva, doença vascular periférica e acidente vascular cerebral. Extremidades inferiores: deformidade do pé (dedo em martelo, dedo em garra e pé de Charcot), úlceras e amputação.

O Dermatológicas: infecções (foliculite, furunculose, celulite), necrobiose, má cicatrização, úlceras e gangrena. Dentária: doença periodontal. [7]

Prevenção

A prevenção da DM2 divide-se em três níveis principais:

- Primária: visa prevenir o aparecimento da doença em dois grupos etários: a população em geral (modificadores do estilo de vida e caraterísticas socio-ambientais) e a população com factores de risco associados à diabetes (educação para a saúde, correção da obesidade, prescrição adequada de medicação, promoção de exercício físico rotineiro e programado).
- Secundário: para as pessoas com um diagnóstico estabelecido de DM2, os objectivos serão prevenir, evitar ou atrasar as complicações agudas.
- Terciária: destina-se a doentes que já têm complicações crónicas e visa prevenir a incapacidade por insuficiência renal, cegueira, pé diabético e morte precoce. [6]

Determinantes sociais da saúde

Antecedentes

As determinantes sociais da saúde (DSS) são consideradas há mais de 100 anos, tendo Rudolph Virchow, o proeminente patologista alemão do século XIX, e outros contemporâneos seus, referido as condições de vida como determinantes das condições de saúde.da população. Virchow referiu que "a medicina é uma ciência social e a política não é mais do que a medicina numa escala mais alargada". [10]

Em 1948, Flenry Singer defendeu que a saúde seria proporcionada às pessoas quando fossem promovidas condições de vida e de trabalho dignas), pelo que propôs que o governo levasse a cabo aquilo a que chamou "promoção da saúde". [33]

Os DSS foram abordados por Mare Lalonde em 1974, que, de um ponto de vista epidemiológico, discute as principais causas de morte e doença nos canadianos. [33]
O conceito de DSS surgiu na sequência de uma série de análises críticas publicadas nas décadas de 1970 e 1980. [10] A OMS lançou a Comissão sobre Determinantes Sociais da Saúde em 2005, que apelou a um modelo para abordar as causas sociais, económicas e políticas subjacentes à falta de saúde. [10, 33, 34]
Em outubro de 2011, realizou-se no Rio de Janeiro a Conferência Mundial sobre Determinantes Sociais da Saúde, que adoptou uma declaração que foi posteriormente adoptada pela 65.ª Assembleia Mundial da Saúde, em maio de 2012. [9]

Conceito

As DSS, segundo a OMS, são entendidas como "... as circunstâncias em que as pessoas nascem, crescem, vivem, trabalham e envelhecem, incluindo o sistema de saúde. [10,33,35-37]
Estas circunstâncias são o resultado de circunstâncias globais, nacionais e locais, que por sua vez dependem das políticas adoptadas. [10,33, 38]
Outra definição é a proposta por Tarlov, que concebe os DSS como "as caraterísticas sociais em que a vida se desenrola". Estes factores têm uma influência significativa e vital na melhoria da saúde dos indivíduos. [34] Estes factores encontram-se em proporções diferentes em cada região ou país, dependendo das circunstâncias sócio-políticas, económicas e culturais de cada um. [35]
O autor concorda com o conceito dado pela Organização Mundial de Saúde, que engloba todos os aspectos sociais, económicos e geográficos, tornando-o compreensível sem perder o rigor académico.

Situação atual

Em suma, a investigação sobre as determinantes sociais da saúde tem vindo a estabelecer uma ligação sistemática entre as condições sociais de vantagem e desvantagem e os resultados em matéria de saúde. Por exemplo, no Reino Unido, onde existe um Serviço Nacional de Saúde com cobertura universal, a diferença na esperança de vida dos profissionais e gestores em relação aos trabalhadores manuais é de quase 10 anos. Este último é provavelmente um dos aspectos mais marcantes da investigação sobre os determinantes sociais da saúde: a posição social tem uma enorme relevância para os resultados em matéria de saúde, mesmo independentemente do acesso aos cuidados de saúde. A este facto acresce outra constatação marcante desta investigação, a de que estas diferenças de saúde não se verificam apenas nos extremos, mas também ao longo da escala social, naquilo a que se chama o gradiente socioeconómico. [9]
Na América Latina, foram efectuadas reformas estruturais nas constituições de vários países que procuram ajustar os sistemas de saúde a um modelo de CSP; ao mesmo tempo, foram implementadas políticas públicas de saúde para intervir na RAS a partir de várias esferas. Por exemplo, na Argentina, existem políticas públicas destinadas a melhorar a saúde das populações indígenas através da melhoria do diálogo intercultural, o que facilita a

participação social e torna os cuidados de saúde mais inclusivos. 39 No México, o Ministério da Saúde foi responsável por dar ao seu plano de saúde uma abordagem de DSS, o que levou à criação de programas de combate à pobreza extrema, com ênfase nas mulheres e nas populações vulneráveis. O caso do Chile é diferente, com a criação de uma secretaria técnica de DSS que promoveu estratégias para influenciar os determinantes que afetam as populações mais vulneráveis. Na Colômbia, o plano decenal de saúde pública foi implementado com uma abordagem de DSS que procurou abordar as desigualdades em várias áreas. 39 Por outro lado, embora países como Cuba tenham incluído o ensino da DSS na formação médica de graduação, a APS desempenha um papel fundamental para o sucesso da inclusão dessas alternativas pedagógicas, na medida em que pode gerar espaços em que o cuidado clínico se articula com a DSS. A APS tem um papel fundamental no sucesso da inclusão dessas alternativas pedagógicas na medida em que pode gerar espaços em que o cuidado clínico se articule com o DSS. Para tal, têm sido criados vários modelos, como os cuidados primários orientados para a comunidade, que procuram dar à comunidade um papel ativo em conjunto com os profissionais de saúde, de forma a distribuir eficientemente os recursos de saúde disponíveis e a promover estilos de vida saudáveis. [39]

Entre estes determinantes, a OMS identifica factores como a distribuição desigual do poder, do rendimento e dos bens e serviços, o acesso aos cuidados de saúde, à escolaridade e à educação, as condições de trabalho e o estado da habitação e do ambiente físico. [37]

Modelos de Determinantes Sociais Na segunda reunião da Comissão sobre Determinantes Sociais da Saúde, os modelos propostos pelos seguintes foram considerados influentes:[36]

O Dahlgren e Whitehead: Layered influences, explica como as desigualdades sociais na saúde são o resultado de interações entre diferentes níveis de condições causais, desde o indivíduo às comunidades e ao nível das políticas nacionais de saúde.

O Diderichsen et al: Social stratification and the disease of production, Este modelo realça a forma como os contextos sociais criam a estratificação social e atribuem aos indivíduos diferentes posições sociais, o que determina o seu estado de saúde.

Segundo Adolfo et al., a produção social da saúde e, portanto, a sua determinação, resulta do sistema social vigente, da ideologia dominante e da cultura dominante, pelo que cada país tem uma caraterização muito particular dos seus próprios determinantes, alguns comuns a muitos e outros muito particulares a cada caso.

O Entre os modelos clássicos, é particularmente relevante o modelo holístico de Laframbroise (1973), desenvolvido por Marc Lalonde (1974), Ministro da Saúde canadiano, no documento New Perspectives on the Health of Canadians. Segundo Lalonde, o nível de saúde de uma comunidade seria influenciado por quatro grandes grupos:36

1. Estilos de vida e comportamentos de saúde: Quando um estilo de vida se torna prejudicial para a nossa saúde, passa a ser um fator de risco. Dietas pouco saudáveis; inatividade física; consumo de tabaco, álcool e outras drogas; stress psicossocial; e outros comportamentos de risco, como o sexo desprotegido ou a condução imprudente, são alguns dos factores de risco.
2. Biologia humana: Inclui todas as que dependem da estrutura e da constituição biológica do organismo humano, tais como as seguintes:

 A genética. O ser humano recebe um património genético que condiciona a sua constituição e o aparecimento de certas doenças.

❑ Idade. A doença tende a ser mais prevalente na velhice porque o corpo não responde da mesma forma aos factores de stress.
❑ Sexo. Muitas doenças têm uma distribuição diferente consoante o sexo do doente.

3. Ambiente: Estes incluem o seguinte:

❑ Factores físicos: poluição sonora, variações de temperatura, radiações, qualidade da água potável e dos sistemas de esgotos, entre outros.
❑ Factores químicos: por exemplo, poluição química causada, entre outros, por dióxido de carbono, metais pesados, insecticidas ou poluição.
❑ Factores biológicos: os microrganismos que podem afetar a nossa saúde são muito variáveis, como as bactérias, os vírus, os fungos e os parasitas.
❑ Factores psicológicos e socioculturais: relações com a família e os amigos, condições de trabalho, tempos livres, desemprego, agressividade e violência, grau de stress, etc.

4. Sistema de saúde: má utilização dos recursos, acontecimentos adversos nos cuidados de saúde, listas de espera excessivas, burocratização dos cuidados

Classificação

De acordo com o seu sentido instrumental, as dimensões dos ODS podem ser subdivididas em indicadores a nível micro, regional e macro:
A nível micro, são necessários processos de coesão social, em que as redes sociais de apoio reforcem a lealdade social, como uma função positiva da saúde física e mental.
As determinantes intermédias incluem os vários factores biológicos e comportamentais, as circunstâncias socioambientais e psicossociais, bem como as circunstâncias materiais (em que o acesso aos serviços de saúde seria uma questão fundamental).

A nível macro, os contextos socioeconómicos e políticos, ou seja, a governação, as políticas macroeconómicas, as políticas sociais e públicas, bem como os valores culturais e sociais". [33]
Robles et al. afirmam que os componentes básicos do quadro concetual dos determinantes sociais da saúde incluem: a) o contexto socioeconómico e político; b) o contexto social e político; c) o contexto social e político; e d) o contexto social e político.

b) determinantes estruturais.

c) determinantes intermediários. [34]

Heredia et al. defendem que os DSS são compostos por determinantes estruturais e intermédios. [14]
As determinantes estruturais incluem o contexto político e socioeconómico (governação, políticas macroeconómicas, políticas públicas, políticas sociais, cultura e valores sociais) e a posição socioeconómica (classe social, género, raça, rendimento, profissão, educação). [40]
Os determinantes intermédios incluem circunstâncias materiais (qualidade da habitação, potencial de consumo, condições de trabalho), factores psicossociais (stress, apoio social) e comportamentos (comportamentos saudáveis) e factores biológicos. [40]
A complexidade das ligações causais entre os determinantes mais vastos e a saúde é intrincada. Mas, de uma forma geral, pode dizer-se que as injustiças sociais estão, em última análise, incorporadas nos indivíduos sob a forma de doença ou, como diz Farmer, as forças

sociais, políticas e económicas estão incorporadas (embody) nas experiências individuais e estruturam o risco de doença. [9]
Os processos socialmente determinados não actuam como agentes biológicos, físicos ou químicos na geração de doenças, não têm especificidade etiológica, nem obedecem a uma mecânica dose-resposta. [10]
Como a saúde está ancorada na posição na estrutura social v bem-estar, é necessária a intervenção governamental para gerar condições adequadas para a saúde da população. população por meio de políticas públicas: ou seja, é necessária a presença de algum tipo de estado social ou estado de bem-estar. [33]
Os cuidados médicos podem prolongar a sobrevivência, resolvendo as circunstâncias causadas pela doença. No entanto, as condições sociais e económicas que determinam se as pessoas adoecem ou não são mais importantes para os ganhos em saúde da população em geral, ou seja, as condições de pobreza levam a uma saúde mais precária. [10]
Determinantes sociais da saúde e diabetes mellitus tipo 2 Determinantes estruturais

❖ □ Fator socioeconómico

As desigualdades na saúde em função do estatuto socioeconómico tendem a aumentar porque as pessoas de classes sociais mais favorecidas melhoram a sua saúde mais do que o resto da população. [18] As pessoas com um estatuto socioeconómico mais baixo podem enfrentar um sentimento de subordinação e de falta de controlo que pode levar a stress crónico e a uma deterioração da saúde. [32] O nível de educação influencia as oportunidades de emprego, os cuidados pessoais e a saúde em geral. [31]
As doenças transmissíveis, como as infecções respiratórias agudas, as infecções gastrointestinais, a amebíase intestinal, a conjuntivite e outras, estão relacionadas com indicadores de pobreza (acesso limitado a água potável e a esgotos, pavimentos sujos e acesso limitado a cuidados de saúde).
aquisitivo). [41] Sexo:

Há poucas diferenças de género no número global de pessoas com diabetes entre 2015 e 2040. Há cerca de 15,6 milhões de homens a mais do que mulheres com diabetes: 215,2 milhões de homens contra 199,5 milhões de mulheres. [18] Guerra et. al. referem que tem sido observada uma maior frequência de diabetes mellitus tipo 2 nas mulheres, o que está relacionado com aspectos culturais e baixos rendimentos, em consequência das desvantagens sociais a que as mulheres ainda estão expostas em muitas regiões do mundo. [30] Grupos raciais ou étnicos:

Certos genes podem tornar uma pessoa mais propensa à diabetes tipo II. A doença tem uma tendência hereditária e ocorre mais frequentemente nestes grupos raciais ou étnicos: [18,42]

• Afro-americanos

• Nativos do Alasca

• Índios americanos

• Asiático-americanos

• Hispânico ou latino

• Havaianos nativos

• Ilhas do Pacífico ❖□ Educação:

A prevalência variou significativamente consoante o nível de escolaridade, que é um indicador do estatuto socioeconómico. Especificamente, 12,6% dos adultos com menos do que o ensino secundário superior tinham diabetes diagnosticada, em comparação com 9,5% dos que tinham o ensino secundário superior e 9,5% dos que tinham o ensino secundário superior.
7,2 % dos que tinham atingido um nível superior. [18] Ocupação: é a posição do indivíduo na estrutura social, que ajuda a protegê-lo de certos riscos profissionais, facilita o seu acesso a recursos de saúde, produz diferentes níveis de stress psicológico e pode influenciar o seu comportamento ou a adoção de estilos de vida saudáveis. [30]
Determinantes intermédios ❖ Idade:

Refere-se ao facto de que quanto mais velho for, maior é a probabilidade de desenvolver pré-diabetes ou diabetes de tipo 2, uma vez que esta doença ocorre sobretudo em adultos. [28]

❖ Stress e bem-estar:

Muitas pessoas sofrem de stress, mas nem todas reagem da mesma forma. Por isso, é importante gerir o stress nas nossas vidas, pois permite-nos ter um bom controlo de um estilo de vida saudável. [28]
Quando uma pessoa se sente tensa com demasiada frequência, ou quando essa tensão é mantida durante muito tempo, torna-se mais vulnerável a uma vasta gama de doenças, incluindo infecções, diabetes, tensão arterial elevada e outros problemas de saúde. tensão arterial elevada, ataques cardíacos, acidentes vasculares cerebrais, depressão e agressividade. [30] Peso: A presença de obesidade e de excesso de peso aumenta o risco de desenvolver diabetes.28
'Û Álcool:

O consumo excessivo de álcool provoca inflamação no pâncreas, limitando assim a sua capacidade de produzir a hormona insulina.28, 32

'Û Inatividade física.

Os estilos de vida sedentários, tanto nos adultos como nas crianças, são um fator de risco para o desenvolvimento da diabetes tipo II. Quanto menor for a atividade física, maior é o risco de desenvolver diabetes, uma vez que ajuda a controlar o peso, utiliza a glicose como energia e torna as células mais sensíveis à insulina. [30,42,]43

'Û Nutrição inadequada.

Em princípio, os efeitos negativos de uma má alimentação são um reflexo claro do estilo de vida agitado dos nossos dias, que deixa muitas pessoas sem tempo suficiente para preparar e

consumir alimentos e refeições saudáveis.
Os alimentos não saudáveis mais comuns incluem os alimentos altamente processados. "Tal como a fast food e os snacks", os alimentos altamente processados tendem a ser pobres em nutrientes (vitaminas, minerais e antioxidantes) e ricos em calorias vazias, porque contêm farinha refinada, sódio e açúcar.[42]
Da mesma forma, em estratos pobres ou de baixa renda, essas condições são observadas, além da desnutrição associada a dietas pobres, caracterizadas pelo excesso de alimentos ricos em gorduras (especialmente as saturadas), açúcares refinados e simples e pobres em carboidratos complexos (fibras), aumento de alimentos e bebidas industrializados, de baixo custo, densos em energia e de má qualidade, que vêm substituindo a dieta tradicional30 , sem levar em conta a afetação entre a população infantil e adolescente. Esse padrão alimentar contribui para a presença do DM. [44]

Obesidade

É considerada a base para o possível desenvolvimento de diabetes mellitus devido ao distúrbio metabólico que o corpo começa a sofrer. Os indivíduos obesos já começam a sofrer de hiper-insulinemia devido ao stress constante do pâncreas na libertação da hormona. Em relação a isto, Rubin diz que a obesidade aumenta a resistência das pessoas à sua própria insulina através de uma hormona segregada pelas células adiposas chamada "resistina", que causa resistência à insulina. [31]
Fumar

É um forte fator de risco cardiovascular que não está incluído na definição de síndrome metabólica (SM), mas que aumenta substancialmente o risco de complicações microvasculares e macrovasculares em doentes com DM tipo 2 (DM2), enquanto a cessação tabágica reduz substancialmente este risco. Dado que a exposição ao fumo do cigarro está associada a danos vasculares, disfunção endotelial e ativação da coagulação e da fibrinólise, não é surpreendente que o tabagismo aumente os efeitos deletérios combinados da glicemia elevada e de outros factores de risco e acelere os danos vasculares.
em pacientes com diabetes. [45] Funcionamento familiar

Neste sentido, de um modo geral, viver com um parceiro tem-se revelado associado a um melhor perfil de saúde em comparação com a população não parceira. Esta diferença tem sido justificada pela otimização de recursos através de economias de escala no contexto da parceria, ou pela criação e manutenção de uma rede social mais alargada que pode ser útil face a eventuais desvantagens. [46]
A diabetes mellitus tem ceifado vidas devido a estilos de vida pobres e a factores contributivos como a má alimentação, a obesidade, o uso de drogas psicotrópicas e a negligência familiar, que resulta da disfunção familiar.47
A gestão da diabetes tipo II implica uma mudança de comportamento, que é conseguida através da intervenção familiar. Podem mudar os vossos hábitos alimentares em conjunto. Isto reduzirá a quantidade de alimentos não saudáveis que têm em casa e reduzirá o sentimento de isolamento. [48]
O facto de a Diabetes Mellitus tipo 2 ser uma das doenças crónicas mais prevalentes, a necessidade de a controlar adequadamente de modo a retardar a ocorrência de complicações e

a consequente deterioração da qualidade de vida, e a necessidade de compreender os determinantes sociais de modo a investigar como estes podem afetar de uma forma ou de outra a saúde dos indivíduos, especialmente os menos favorecidos, estimularam o desenvolvimento do presente estudo.

METODOLOGIA TIPO DE ESTUDO

Foi realizado um estudo quantitativo-qualitativo, descritivo e transversal com o objetivo de descrever o comportamento dos determinantes de saúde associados aos pacientes diabéticos tipo 2 em uma clínica no período de julho de 2019 a maio de 2021.

População e amostra

A população foi constituída por 59 diabéticos tipo 2 com idade igual ou superior a 60 anos atendidos no ambulatório. **A amostra** foi selecionada de forma probabilística, através de amostragem aleatória simples, por sorteio, de 50, equivalente a 84,7% da população, com a vontade e aprovação do pedido de consentimento informado de cada caso residente na área de saúde. (Anexo 1) **Métodos empíricos**:

- **Análise documental**: Foi efectuada a análise do Programa Médico de Família e do Programa Nacional de Atenção Integral ao Diabético. Foram também revistos os registos familiares e as histórias clínicas individuais para selecionar e caraterizar a amostra do estudo (Anexo 2).
- **Questionário individual semi-estruturado**: destinado a identificar dados pessoais e opiniões (Anexo 3).
- **Teste da Escala de Vulnerabilidade ao Stress.** Trata-se de uma adaptação do Modelo de Auto-Análise de Le. H. Miller e Smith com o objetivo de identificar este problema nos pacientes como um determinante muito importante associado à diabetes (Anexo 4).
- **Teste de Funcionamento Familiar (FF-SIL)** para avaliar o tipo de família de acordo com o seu funcionamento (Anexo 5).
- **Triangulação de dados**. Técnica qualitativa para estabelecer regularidades, pontos fortes e fracos.

Métodos estatístico-matemáticos: A análise descritiva foi efectuada de acordo com o nível de medida das variáveis através da estatística descritiva: tabelas de frequências, expressas em números absolutos e percentagens, taxa, moda, média, mediana, proporção e rácio. Para a estatística inferencial foi utilizado o teste do qui-quadrado.

Definição e operacionalização das variáveis.

-Sexo: Nominal qualitativo. De acordo com a condição biológica. Escala de medida:

Feminino Masculino

-Idade. Quantitativo discreto. Expressa em anos desde o nascimento até ao momento da investigação. Escala de medida.

- 60 a 64 anos
- 65 a 69
- 70 a 74
- 75 a 79

• 80 e mais

-Cor da pele: Qualitativa nominal. De acordo com a cor da pele. Escala de medição: Branco Não branco (inclui negros e mestiços)

-Nível de escolaridade: Qualitativo ordinal. De acordo com o nível de escolaridade atingido. Escala de medida.

• Fora da escola

• Primário

• Secundário

• Trabalhador qualificado

• Técnico médio

• Pré-universitário

• Universidade

-Ocupação. Nominal qualitativo. De acordo com a atividade ou ocupação principal exercida no momento da investigação. Escala de medida.

• Trabalhador do Estado

• Trabalhador por conta própria

• Reformado

• Dona de casa

• Cuidador de outra pessoa idosa ou de um familiar doente

• O doente está a ser cuidado por um familiar ou outra pessoa

-História dos membros da família diabéticos. Nominal qualitativo. De acordo com a presença de familiares de primeira linha diabéticos: mãe, pai, avós e irmãos. [49] Escala de medida.

Sem antecedentes

Com antecedentes. Especificar quais: mãe, pai, avós e irmãos - **Comorbilidade associada:** Qualitativa nominal. De acordo com a presença de outras doenças associadas ao diabetes ou concomitantes a ele,[49] considerando a história clínica, bem como a entrevista. Escala de medida.

Hipertensão arterial. Foram considerados todos os doentes com um diagnóstico definitivo da doença, com valores superiores a 140/90. [50] Escala de medição SimNão

Obesidade. Foi considerado um aumento acentuado do peso corporal, calculado pelo índice de

massa corporal (IMC)[49] da seguinte forma: IMC = Peso (kg)/Altura (m^2) onde os intervalos são:
Baixo peso: < 18,5 Kg/m^2
Normal: 18,5 Kg/m^2 - 24,9 Kg/m^2

Excesso de peso: 25 - 29,9 Kg/m^2

Obeso: □ 30 kg/m^2. Escala de medição Sim Não
Hiperlipoproteinemia primária: Um aumento do nível sérico de colesterol superior a (5,2mmol/l) e de triglicéridos (TGC): superior a (1,8mmol/l) foi considerado de alto risco:[49] Sim Não
História de Doença Cardíaca Isquémica. Considerou-se que os doentes tinham sofrido episódios de Angina de Peito (dor precordial com ou sem alterações electrocardiográficas, ou de um IAM prévio)[51] Escala de medição SimNão

Doença renal crónica. Foi considerado qualquer diagnóstico que apontasse diretamente para a mesma ou a presença de sintomas e sinais da sua manifestação em fases iniciais da doença. [32]Escala de medição. Sim Não
Outros, quais

-Complicações: Qualitativas nominais. Foram consideradas as sequelas do descontrolo da glicemia, sejam elas agudas ou crónicas. [51] Escala de medida.
Úlcera do pé diabético. Sim Não
Retinopatia diabética. Sim Não
Neuropatia diabética Sim Não
Nefropatia. Sim Não
Doença cardíaca Sim Não
Outro, mencionar qual.

-Determinantes do estilo de vida:

• **Fumar**. Refere-se ao consumo de tabaco ou dos seus derivados. Foram considerados os critérios da OMS. (2016). [52] Escala de medição:

Fumador ligeiro: menos de 5 cigarros por dia. Fumador moderado: 6 a 15 cigarros por dia. Fumador grave: mais de 16 cigarros por dia.

Ex-fumador: quando o doente o refere, independentemente do tempo decorrido.

• **Alcoolismo**. Quando consome mais de um copo de vinho (300 ml) por dia ou excede o limite de 60 ml para o uísque (rum) ou o limite de 650 ml para a cerveja e seus derivados. [50] Sim N ã o
• **Estilo de vida sedentário**. Ausência referida pelo indivíduo de atividade física regularmente planeada, em função do controlo do peso corporal. [49] Foram considerados os seguintes aspectos: Sim Não
• **Dieta inadequada**: Foi considerado quando a dieta do doente é rica em gordura saturada, ou

seja, quando o doente consome mais de 30 % de gordura saturada (manteiga) na dieta, se a ingestão de sódio é superior a 5 g por dia, o que equivale a uma colher de chá rasa de sal per capita/dia ou mais de 50-60 % de hidratos de carbono simples (açúcar, mel, melaço, refrigerantes)[0]- Sim Não

• **Stress:** Foi considerado se acumulou 24 pontos ou mais ao responder ao questionário: Escala de Vulnerabilidade ao Stress (Anexo 4) Sim Não

• **Funcionamento familiar**. Qualitativo ordinal. De acordo com os resultados da aplicação do Teste de Avaliação do Funcionamento Familiar. FF-SIL (anexo 5) Escala de medição:

1- Coesão: união física e emocional da família para enfrentar as diferentes situações e tomar decisões nas tarefas quotidianas (itens 1 e 8).

2- Harmonia: correspondência entre os interesses e necessidades individuais e os da família, num equilíbrio emocional positivo (itens 2 e 13).

3- Comunicação: os membros da família são capazes de transmitir as suas experiências e conhecimentos de forma clara e direta (itens 5 e 11).

4-Adaptabilidade: capacidade da família para alterar a sua estrutura de poder, as relações de papéis e as regras numa situação que o exija (itens 6 e 10).

5-Afetividade: capacidade de os membros da família experimentarem e demonstrarem sentimentos e emoções positivas uns aos outros (itens 4 e 14).

6-Papel: cada membro da família cumpre as responsabilidades e funções negociadas pelo agregado familiar (itens 3 e 9).

7-Permeabilidade: a capacidade da família de proporcionar e receber experiências de outras famílias e instituições (itens 7 e 12).

70 a 57 pontos. Família funcional

56 a 43 pontos. Família moderadamente funcional 42 a 28 pontos. Família disfuncional

27 a 14 pontos:Família gravemente disfuncional

- **Controlo da glicemia.** Qualitativo ordinal. De acordo com os critérios de controlo do texto de cabeceira na formação de Clínicos Gerais em Cuba de Álvarez Sintes et.al.,[50] uma vez que se assume que um bom controlo metabólico é a medida mais eficaz conhecida para evitar ou adiar complicações. Os pacientes foram categorizados da seguinte forma: Escala de medição:

✓ **Bem controlado:**

a) Sem sintomas clínicos de hiperglicemia.

b) Glicose no plasma venoso em jejum e pós-prandial inferior a 140 mg/dL (7,8 mmol/L) 80% do tempo quando testado.

c) Análises efectuadas: aglucosúricos durante 24 h e colesterol inferior a 240 mg/dL.

✓ **Ligeiro descontrolo**

a) Sem sintomas de hiperglicemia.

b) Glicemia de jejum ou pós-prandial inferior a 180 mg/dL (10 mmol/L) no plasma venoso,

80% do tempo quando testado.
c) Glicosúria de 24 horas inferior a 5% dos hidratos de carbono ingeridos 80% d a glicosúria parcial negativa.
d) Colesterol inferior a 240 mg/dL (6,2 mmol/L ✓)

Grave falta de controlo.

Inclui o resto dos casos: se o controlo metabólico glicémico do diabético não for alcançado de forma adequada com hipoglicemiantes orais e não existirem factores explicativos como infecções, transgressões alimentares, perturbações psicológicas, etc., será feita uma interconsulta para avaliar o início do tratamento com insulina.

-Situação económica: Qualitativo ordinal. Foi tido em conta o rendimento económico médio da família, de acordo com a norma em vigor da Segurança Social. Variável qualitativa ordinal. Escala de medição: o Alta: mais de 5060 pesos o Média Alta: 3810 a 5060 pesos o Média: entre 2100 e 3809 pesos
o Médio Baixo: De 1528 a 2099 pesos (salário mínimo do país) o Baixo: Menos do que a pensão mínima 1528 pesos

Processamento de informação:

O tratamento estatístico foi realizado num computador Intel, utilizando o Microsoft Excel 2016 para Windows. Os dados quantitativos recolhidos foram organizados em tabelas de contingência e figuras para resumir e apresentar a informação em frequências absolutas e relativas, tais como: por cento, taxa, moda, média, rácio e proporção. Além disso, a partir da estatística inferencial, foram aplicados testes de hipóteses para comparar percentagens com base na distribuição de probabilidades denominada Qui-quadrado para identificar diferenças significativas entre categorias e para avaliar a possível associação entre variáveis qualitativas. Foi estabelecido um intervalo de confiança de 95%. Utilizou-se como nível de significância: $p<0,01$ diferenças altamente significativas $p<0,01$ e $> 0,05$ diferenças significativas $p<0,01$ e $> 0,05$ diferenças significativas $p < 0,05$ nenhuma diferença significativa Os resultados qualitativos foram resumidos em caixas.

Procedimentos:

Foi feita uma revisão das Histórias de Saúde Familiar dos doentes para identificar os doentes com diabetes tipo 2, que foram selecionados por sorteio aleatório. Além disso, foram revistos os registos individuais para caraterizar a amostra do estudo e recolher informação sobre as variáveis de interesse para o estudo (Anexo 2. Guia de Revisão Documental).
Posteriormente, estes doentes foram visitados nas suas casas, foram-lhes explicados os objectivos da investigação e foi recolhido o seu pedido de consentimento informado, garantindo o seu anonimato através de um número atribuído a cada um. Desta forma, a amostra foi formada, deixando previamente agendado: dia e hora, no período da tarde, para a entrevista individual e a aplicação dos testes propostos: Escala de Vulnerabilidade ao Stress e o FF-SIL. No entanto, se as condições o permitissem, a entrevista era realizada nesse momento; no entanto, é do interesse do autor planear estas entrevistas e planeá-las

antecipadamente como parte do acompanhamento destes doentes.

O questionário foi aplicado em casa, com privacidade, tendo em conta a idade dos doentes e o facto de poderem ter alguns problemas de saúde e incapacidades associados. Nestes casos, o médico, sem sugerir as respostas, explicava o objeto do questionário, conseguindo sempre uma boa comunicação médico-doente e que este desse respostas lógicas e coerentes. Quando o doente apresentava sinais ou sintomas de incapacidade mental para responder sobre o seu estado de saúde-doença, era retirado do estudo por os dados obtidos não serem fiáveis e para evitar enviesamentos na investigação. Todo o processo de pesquisa foi realizado na área ocupada pela clínica 1432 no município de Placetas, no período da tarde e trabalho de campo para o acompanhamento dos diabéticos conforme orientação do médico de família. Estas técnicas foram concebidas em três momentos: em primeiro lugar, para explicar os objectivos da investigação e esclarecer eventuais dúvidas sobre a mesma, ao mesmo tempo que se preenchia o formulário com dados pessoais gerais: sexo, idade, cor da pele, nível cultural e profissão. Para além disso, foram colocadas questões relacionadas com a sua doença, sobre a sua história familiar, história familiar, história familiar, comorbilidade associada, complicações, estilos de vida: tabagismo, alcoolismo, sedentarismo, alimentação inadequada, controlo glicémico e situação económica. Dependendo do caso, os outros instrumentos foram aplicados num segundo e terceiro momento ou em dias diferentes (Anexos 4 e 5).A escala de validação de stress, que é uma adaptação validada pelos autores cubanos e aprovada pelo MINSAP, foi sempre aplicada em primeiro lugar. Foi sugerido seguir esta ordem tendo em conta as questões que a antecedem e a temática relacionada com o stress e o funcionamento familiar, dada a coexistência de interdependência e a necessidade de não sugerir ou estimular respostas que conduzissem a enviesamentos nos resultados obtidos. Para maior esclarecimento, as perguntas de cada item foram anotadas e todos os dados foram triangulados. Por fim, foi aplicado a cada doente o Teste de Avaliação do Funcionamento da Família. FF-SIL (anexo 5). Este instrumento avalia o funcionamento familiar (dinâmica relacional sistémica entre os membros de uma família), através da perceção de um dos membros. Trata-se de um instrumento simples, de baixo custo e de fácil compreensão para qualquer nível de escolaridade. O teste foi aplicado em pacientes diabéticos para obter a sua visão do funcionamento familiar, podendo ser auto-administrado ou não. As variáveis que avalia são:

1- Coesão: (itens 1 e 8)

1- Coesão: (pontos 1 e 8)

2- Harmonia (pontos 2 e 13).

3- Comunicação (pontos 5 e 11).

4- Adaptabilidade (itens 6 e 10).

5- Afetividade: (itens 4 e 14).

6- Função (itens 3 e 9).

7- Permeabilidade (itens 7 e 12).modo de aplicação: O sujeito fez uma avaliação de cada afirmação proposta e respondeu de acordo com as alternativas de frequência apresentadas.

Quase sempre5 pontos

Muitas vezes4 pontos

Por vezes3 pontos

Raramente2 pontos

Quase nunca1 ponto

A pontuação final foi obtida a partir da soma dos pontos por item. O resultado obtido permitiu classificar a família numa das seguintes categorias:

70 a 57Família funcional

De 56 a 43Família moderadamente funcional

De 42 a 28Família disfuncional

Dos 27 aos 14 anosFamília muito disfuncional

Foi pertinente considerar a necessidade de uma análise qualitativa dos resultados, para além da análise quantitativa proposta pela técnica. Após a recolha de toda a informação, foi utilizada a técnica qualitativa de triangulação de dados para estabelecer regularidades, pontos fortes e fracos.

Considerações éticas: O consentimento informado foi solicitado como um princípio bioético da investigação, tal como referido anteriormente. As informações obtidas foram tratadas confidencialmente com o compromisso de que seriam utilizadas apenas para fins científicos. (Anexo 1).

ANÁLISE DOS RESULTADOS

A tabela 1 no apêndice 6 mostra a distribuição dos pacientes diabéticos de acordo com a idade e o sexo, onde se observou que o sexo feminino predominou com 54,24%, ou seja, mais de metade da amostra. Por outro lado, o grupo etário com maior incidência foi o dos 75-79 anos com 18 casos para 30,51%, seguido dos 70-74 anos com 15 casos para 25,42%. Assim, 33 doentes estão agrupados neste grupo etário (70 a 79 anos), representando 55,93% de toda a amostra, o que pode ser considerado uma ligeira maioria. A tabela 2 mostra a distribuição dos pacientes de acordo com as variáveis sócio-demográficas no apêndice 7. A predominância da cor da pele branca foi encontrada com 52, representando 88,13%; sem escolaridade, a escolaridade predominou em 18 pacientes para 30,51%, seguido do ensino fundamental com 16 para 27,12% e em terceiro lugar ficaram os cinco casos com ensino médio para 8,47%.De acordo com a ocupação, 22 donas de casa ocuparam o primeiro lugar para 37,29%, seguido de 20 trabalhadores autônomos para 33,90% e nove funcionários públicos representando 15,25% dos pacientes estudados. A tabela 3, anexo 8 mostra a distribuição dos pacientes diabéticos de acordo com as caraterísticas clínicas, onde se observou que predominaram 38 pacientes com história de diabetes, representando 64,41%, ou seja, a maioria. A obesidade e a hiperlipoproteinémia primária foram as comorbilidades associadas mais prevalentes, registadas em 40 doentes (67,80%), enquanto a hipertensão arterial foi encontrada em 23 casos (38,98%), pelo que se pode estimar que nesta série existe aproximadamente um hipertenso por cada dois diabéticos obesos com hiperlipoproteinémia primária.

A distribuição dos diabéticos no estudo de acordo com os determinantes do estilo de vida e o género é apresentada na Tabela 4, Anexo 9. A partir desta tabela, foi possível determinar que o stress estava presente na totalidade da amostra, a alimentação inadequada em 46 casos para 77,97%, o que equivale à grande maioria, o sedentarismo em 34 para 57,63%, e 17 pacientes (28,81%) tinham antecedentes de alcoolismo. Além disso, na amostra destes diabéticos fumadores, predominaram os fumadores graves, com 43, ou seja, 72,88%, referenciados como tal.A tabela 5 do anexo 10 mostra a distribuição dos doentes diabéticos segundo o funcionamento familiar, onde se verificou um predomínio de famílias funcionais em 36 casos para 61,02%, no entanto, 16 são moderadamente funcionais para 27,12%, cinco são disfuncionais para 8,47% e duas são gravemente disfuncionais para 3,39%. Assim, a minoria (sete) foi estimada como famílias gravemente disfuncionais em 11,86%. Esta representação pode ser observada na figura 1 do anexo 10.A tabela 6 do anexo 11 apresenta a distribuição dos doentes diabéticos segundo os determinantes do estilo de vida e controlo glicémico, mostrando como a incidência do stress afectou todos os doentes: 25 com descontrolo grave (42,37%) e 28 com descontrolo ligeiro (47,45%). Estas duas categorias representam a quase totalidade dos doentes estudados, 53, ou seja, 89,83% da amostra.

O outro determinante do estilo de vida que predominou em segundo lugar foi a alimentação inadequada, com 25 com descontrolo grave (42,37%) e 21 com descontrolo ligeiro (35,59%). Além disso, de uma forma geral, nos 25 casos de descontrolo grave, a presença de tabagismo grave foi identificada em 42,37% da amostra. Assim, o stress, a alimentação inadequada e o tabagismo grave foram detectados em todos os doentes com descontrolo grave.

As complicações estão apresentadas na Tabela 7, Anexo 12, de acordo com os determinantes do estilo de vida. O stress e a alimentação inadequada estiveram presentes em todas as complicações. O alcoolismo foi evidente em todos os casos com nefropatia, cardiopatia e retinopatia, assim como o sedentarismo nos casos de úlceras nos pés, retinopatia, neuropatia e cardiopatia.Por outro lado, o tabagismo também afectou todos os doentes com complicações.

A maior incidência para o pé diabético foi encontrada nos cinco fumadores graves para 8,47%, nos três doentes com retinopatias e retinopatias para 5,08%, nos 19 doentes com neuropatias para 32,20% e nos 28 com doença cardíaca para 47,45%.

A tabela 8, que consta no anexo 13, apresenta a distribuição dos doentes diabéticos segundo a situação económica e o controlo glicémico, mostrando o predomínio geral da situação económica classificada como alta em 26 doentes para 44,06%, seguida da média em 11 casos para 18,64% e da média-alta em nove para 15,25%. Assim, foi possível estimar um predomínio de situação económica alta a média, com 46 doentes nestas categorias (77,96%), ou seja, a maioria.

Observou-se que no descontrolo grave a maior incidência foi de um salário médio-baixo em seis casos para 10,16%. No entanto, nos 25 doentes com descontrolo grave, foi possível estimar a prevalência de uma média económica média a alta, como sendo de 15,60%, ou seja, mais de metade, reflexo disso, para 25,42% da amostra total. Estabeleceu-se uma relação significativa entre a situação económica e o controlo glicémico (p=0,03).

DISCUSSÃO DOS RESULTADOS

A Tabela 1, que mostra a distribuição dos sujeitos de acordo com a idade e o sexo, os resultados obtidos são semelhantes aos relatados por Nina Flores,[53] no Hospital Goyeneche, onde 75,76% dos pacientes diabéticos tipo 2 têm mais de 60 anos de idade e 83.33% são do sexo feminino, e a Colman et al,[13] em determinantes de saúde numa população de cuidados primários, cujos dados reflectem um predomínio de diabéticos com 60 anos ou mais (33%) e do sexo feminino, sendo este comportamento explicado pelo facto de as mulheres serem as que mais frequentam as consultas.

Buichia Sombra et al,[54] ao analisar os determinantes da saúde e o risco de diabetes tipo 2 em adultos de populações nativas a partir da teoria social, mostra-se que a atividade física moderada a vigorosa no trabalho agrícola é um fator de proteção para a diabetes tipo 2 em homens indígenas Pima de Sonora, e no caso das mulheres, sugere-se que as mulheres Yoreme-Mayo continuam a desempenhar um papel tradicional, realizando actividades para manter o agregado familiar e criar os filhos; estas caraterísticas sócio-demográficas colocam este grupo indígena numa situação de desigualdade e pobreza, ou seja, em risco.

Relativamente à predominância do sexo feminino, também concordamos com outros autores como Saire Rondon et al,[55] Rodríguez Ordoñez et al.[48] e Guerra de Campos et al,[30] cujos estudos determinaram uma percentagem de 52,78%, 58,8% e 80% para cada um, mas diferiram deles nos grupos etários, uma vez que se verificou que 27,78% do primeiro caso tinham entre 31 e 40 anos; para o segundo, entre 46 e 65 anos, 58,8% e para o terceiro, 34% responderam que tinham entre 51 e 55 anos.

Da mesma forma, no cantão de Jipijapa,[56] as mulheres representaram 59,16% e em seis municípios do departamento de Cortés,[18] por sexo em 2014, as mulheres tiveram o maior número de novos casos de diabetes mellitus tipo 2. Ao avaliar a idade, os dados são próximos aos relatados por Sánchez Ramírez et al,[31] em idosos diabéticos no Centro de Saúde Aguas Frías em Medellín, em cuja população de estudo foi encontrado um maior número de pacientes entre as idades de 65 e 80 anos para ambos os sexos. Por outro lado, não há semelhanças com Gómez Medina,[18] a faixa etária com maior incidência de DM 2 é de 50-59 anos, seguida da faixa de 60 anos e mais; com Solórzano Segovia et al.,[46] 53% dos participantes no estudo eram homens nem com Layton Ulloa,[12] em adultos diabéticos obesos 53,39% (n=63) eram homens e a idade média era de 53 anos tanto para homens como para mulheres.

Na opinião do autor, o predomínio da idade mais avançada pode estar relacionado com as elevadas taxas de idosos no município, que é um dos mais envelhecidos da província e do país, o que se deve ao processo de transição demográfica em Cuba, e no que respeita ao sexo feminino, pode dever-se ao facto de as mulheres tenderem a procurar os serviços de saúde com mais afinco, por estarem mais ocupadas e não estarem sujeitas a tantos preconceitos como os homens.

Ao distribuir a amostra de acordo com as variáveis sociodemográficas, como ilustrado **na tabela 2**, a predominância da cor da pele branca não coincide com a pesquisa sobre determinantes socioeconómicos da diabetes mellitus num contexto de desigualdades no Nordeste brasileiro,[57] onde 74,3% eram da raça parda/prieta ou outras e de Rodríguez

Plasencia et al,[1] sobre os determinantes sociais da saúde em relação à prevenção do pé diabético no Hospital Belén, Trujillo, 55,0% são mestiços.
Autores como Gómez Medina[18] e Santana Suarez et al.,[42] referem que esta doença tem uma tendência hereditária e ocorre mais frequentemente nos seguintes grupos raciais ou étnicos: [18,42] Afro-americanos, Nativos do Alasca, Índios Americanos, Asiático-americanos, Hispânicos ou Latinos, Nativos Havaianos e Insulares do Pacífico. Da mesma forma, Layton Ulloa,[12] não concorda com Layton Ulloa, uma vez que 95,8% (n=113) dos pacientes eram de raça mista, 3,4% (n=4) eram caucasianos e 0,8% (n=1) eram afro-colombianos. Por sexo, observou-se uma maior predominância da etnia mestiça nas mulheres.
Ao avaliar a escolaridade, os resultados são semelhantes aos relatados nos centros de saúde de Jipijapa, Los Rosales e cantão de El Carmen,[56] onde o nível de escolaridade foi de 68,59% e aos de Pereira da Silva de Carvalho et al.,[57] no Brasil, onde 39,4% tinham menos escolaridade (analfabetos/ensino fundamental incompleto), de modo que essas pessoas tinham quase quatro vezes mais probabilidade de desenvolver DM. No entanto, isso difere de Saire Rondon et al.,[55] que conclui que 58,33% dos pacientes possuem ensino médio seguido do ensino fundamental com 33,33%. Da mesma forma, Rodríguez Ordoñez et al.[48] e Nina Flores,[53] verificaram que a percentagem mais elevada de ensino secundário foi de 47,1% (n 40) e 48,48%, respetivamente.
Os dados não estão de acordo com: Sánchez Ramírez et al.,[31] apenas 80% dos adultos mais velhos concluíram o ensino primário; de Guerra de Campos et al.,[30] quanto aos homens 19% referiram ter estudado o ensino primário e secundário e 31% das mulheres, o ensino primário e de Rodríguez Plasencia et al.,[1] 30,0% têm ensino superior.
Analisando a variável ocupação, o resultado corresponde ao trabalho sobre determinantes sociais da diabetes mellitus tipo 2 em utentes da Unidade Comunitária de Saúde Familiar de Saragoça,[30] onde segundo a caraterização dos inquiridos na zona rural 58% são donas de casa seguidas de 29% comerciantes e na zona urbana, 59% também são donas de casa e no Hospital de Goyeneche,[53] 59,09% dos pacientes são donas de casa.
Por outro lado, os resultados diferem de: Rodríguez Ordoñez et al.,[48] 64,7% dos utentes com diabetes mellitus tipo II são trabalhadores do estado ou do privado; de Pereira da Silva de Carvalho et al.,[57] dos participantes do estado, 39,1% estavam desempregados; Sanchez Ramirez et al.,[31] 86% trabalham em trabalhos agrícolas e Rodriguez Plasencia et al,[1] 21,3% têm um estatuto de trabalho ocasional e independente, o que também difere de Layton Ulloa,[12] , uma vez que a maior percentagem de casos (66,1%) tinha um diploma universitário e 18% eram comerciantes, seguidos de pacientes com cargos de administração de empresas (17%) e domiciliários (10%).
Infere-se que a maior prevalência de donas de casa como profissão está relacionada à predominância do sexo feminino na amostra e ao fato de as mulheres terem sido, historicamente, as responsáveis pelos cuidados com o lar. A cor da pele branca coincide com a determinada no município, pois a população mais frequentemente dispensada é a que se autodenomina branca.
A Tabela 3 mostra que os doentes diabéticos com antecedentes familiares da doença e com obesidade como comorbilidade associada foram os mais frequentes, coincidindo com o estudo colombiano do Centro de Saúde de Aguas Frías,[31] , que constatou que 32% dos idosos tinham

antecedentes familiares da doença através do pai, 25% através da mãe, 14% através da irmã, 11% através dos avós e apenas 18% desconheciam esse facto. Para além disso, 58% dos doentes têm um certo grau de obesidade. Isto é semelhante aos resultados de Pin Baque et al.,[5] onde a história familiar de diabetes no primeiro e segundo grau de consanguinidade representou 52,7% e o excesso de peso/obesidade 52,5%, e com os resultados da Unidade Comunitária de Saúde Familiar de Saragoça,[30] relativamente aos membros da família com diabetes. Mellitus Tipo 2, os inquiridos indicaram que 49% têm familiares com Diabetes Mellitus Tipo 2 e 46% não têm, Um resultado semelhante foi relatado num estudo realizado num centro de saúde em Bucaramanga, no qual foi estabelecida a relação entre os determinantes sociais e a evolução da diabetes mellitus em adultos obesos submetidos a cirurgia bariátrica. 72,9% dos indivíduos tinham uma história familiar de obesidade e diabetes (n=86) e 60% tinham uma história pessoal de dislipidemia. [12]

O resultado encontrado não está relacionado com o relatado por Nina Flores,[53] em Arequipa, uma vez que 66,67% dos pacientes têm hipertensão arterial como antecedente, seguido de 25,76% com gastrite e 15,15% com doenças osteoarticulares. Também não coincide com o resultado de Sotolongo Arró,[58] a hipertensão arterial foi a doença associada mais frequente com 86,0 %, nem com o de Ovalle-Luna et al,[59] foram determinadas cirrose hepática, anemia ou hemoglobinopatias e cancro.O autor é da opinião que tanto a história familiar de diabetes mellitus como a obesidade são factores de risco fortemente associados ao diagnóstico desta doença e é por isso que foram encontrados numa percentagem mais elevada na amostra estudada. Os resultados correspondentes à distribuição dos doentes diabéticos segundo determinantes do estilo de vida e sexo (**Tabela 4**) diferem de artigos como os de: Colman et al.,[13] que ao relacionarem os diversos fatores de risco com a variável sexo encontraram 67% para dieta inadequada e sedentarismo no sexo feminino e 33% para as mesmas variáveis no sexo masculino e Layton Ulloa,[12] 49,2% dos sujeitos indicaram que a freqüência de atividade física era às vezes sendo que o sexo feminino apresentou a maior porcentagem de pessoas que não realizavam nenhum tipo de atividade seguido do fator dieta balanceada nunca, 40,7% (n=48). Também não se assemelha aos achados de: Morales Arévalo,[26] em Pumacahua-Arequipa, observa-se que a grande maioria dos pacientes tem excesso de peso em 52,5%; de Melo Pérez,[43] na dimensão exercício físico, 67,50% apresentam um nível regular e na nutrição, 61,25% também apresentam este nível e de Alvarado Magallanes,[60] quanto ao consumo de álcool, 60% o fazem. 1 vez ou mais por semana e 67% consomem 3 ou mais bebidas alcoólicas em cada ocasião. Da mesma forma, o resultado também não está relacionado aos achados de Katherine Melissa et al,[22] em estilos de vida em pacientes com diabetes mellitus tipo 2 em tempos de pandemia COVID-19, pode-se observar que 44,6% (n = 70) às vezes gerenciam o estresse, seguido por 41.4% (n=65) com gestão frequente do stress e com Palacios Pintado,[61] relativamente aos factores de risco estudados pode observar-se que o IMC superior a 25 representa a maior percentagem (obesidade com 49,2% e excesso de peso com 35,6%), o que significa que 84,8% dos doentes diabéticos estudados têm este fator de risco presente. Os dados obtidos não se aproximam de nenhum dos resultados da investigação avaliada e é opinião do autor que este é um achado do presente estudo e que pode estar relacionado com o aumento dos factores de stress da situação atual e com o aumento do tabagismo, sobretudo no sexo feminino. O predomínio de famílias funcionais, como mostra a **Tabela 5**, não coincide diretamente com nenhuma das bibliografias revistas, mas está relacionado com o relatado por Astolingon Vela et al.,[47] onde se pode verificar que na dimensão das relações familiares, que avalia o grau de comunicação e de livre expressão, bem como o grau de interação no seio da família, 57,5% (92) dos idosos com diabetes mellitus tipo II têm um nível médio, seguidos de 28,8% (46) com um nível alto e 13,8% (22) com um nível baixo.

Pérez Rodríguez et al. referem que o apoio familiar tem impacto na doença, na sua evolução e no seu resultado, pelo que é um elemento fundamental no desenvolvimento de comportamentos de saúde e de autocuidado, bem como na adesão do doente ao tratamento médico. Uma adequada funcionalidade familiar permite a adaptabilidade, a solidariedade, o afeto e a capacidade de resolução de problemas. [11]

Num estudo sobre o apoio familiar e a adesão ao tratamento em doentes com diabetes mellitus tipo II,[48] , verificou-se que predominou o apoio instrumental regular, 29,4%; emocional regular, 29,4%; espiritual regular, 42,4% e económico regular, 38,8%. Outros autores, como Roldán Cedeño et. al.[56] e Solórzano Segovia et. al.[46] , ao analisarem a estrutura familiar, verificaram que 82,72% tinham família alargada no primeiro caso e no segundo, concluindo-se que viver com companheiro estava associado a um melhor perfil de saúde do que na população homóloga que não vivia com companheiro. Os dados obtidos diferem de Salvador Bonilla, na funcionalidade familiar e adesão à terapêutica farmacológica em doentes diabéticos tipo 2, em que é referido que, da população em estudo, apenas 8,3% das famílias são funcionais, enquanto 91,9% apresentam algum grau de disfuncionalidade, prevalecendo as famílias moderadamente funcionais com 53,3%, seguidas das famílias disfuncionais com 53,3%,30%. [62]A autora afirma que, na população atendida na clínica estudada, predominam as famílias funcionais e que isso poderia explicar o fato de uma maior porcentagem de famílias ter sido encontrada como funcional. Em termos percentuais, esta condição foi encontrada em maior percentagem. O predomínio de glicemia pouco descontrolada, como se pode ver **na tabela 6**, é semelhante ao encontrado num hospital geral do Peru,
[63] onde 31,2% dos pacientes apresentavam sobrepeso e 43,7% obesidade, com glicemia de jejum > 100 mg/dl 112 (91,8%) indivíduos sem complicações e 70 (92,1%) com complicações. O resultado também está de acordo com Guerra Uriarte et al,[45] onde 65,22% dos pacientes tinham glicemia de jejum inadequada e 76,09% tinham glicemia pós-prandial inadequada; Morales Arévalo,[26] mostra que os níveis de glicemia estão elevados em 21 pacientes (52,5%) e Palacios Pintado,[61] afirma que existe uma relação entre níveis elevados de glicose, índice de massa corporal elevado, perímetro abdominal elevado e níveis elevados de triglicéridos. Este resultado não está relacionado com a investigação realizada no Centro de Saúde de Bellavista,[61] , ao avaliar a relação entre os factores de risco da diabetes tipo II e os estilos de vida, uma vez que os níveis de glicose medidos em 88 pacientes (74,6%) foram considerados normais (iguais ou inferiores a 110) e em apenas 30 (25,4%) os valores foram superiores a este valor. O autor é da opinião que os resultados obtidos estão em parte relacionados com a difícil situação económica do país, o que faz com que um regime alimentar e medicamentoso possa ser bem gerido, mas não se pode negar que existe um certo grau de negligência nos autocuidados por parte dos portadores desta patologia. A distribuição dos pacientes diabéticos segundo determinantes do estilo de vida e complicações (**Tabela 7**) mostra, em relação ao predomínio da neuropatia diabética, resultados semelhantes aos de Sotolongo Arró,[58] em Punta Brava, Cuba, onde esta foi a complicação mais frequente para 79.3 %, com destaque

para as mulheres (55,3 %) e Asenjo Alarcón et al,[64] numa cidade andina do Peru, onde a frequência de neuropatia diabética foi de 36,4 % seguida da retinopatia diabética (27,3 %). Na avaliação dos factores determinantes, concordamos com Valdés Ramos et al.,[65] . Entre os sete factores de risco associados a complicações cardiovasculares em mulheres diabéticas, o tabagismo foi um dos factores que aumentou independentemente o risco, como demonstrado pela análise multivariada, e com Coronado Balderas,[66] . 65,1% das pacientes eram inactivas ou sedentárias e, no que diz respeito ao tabagismo, 60,3% fumavam, das quais 38,1% tinham um índice de tabagismo <Katherine Melissa et al.[22] e Cebrián Cuenca,[15] afirmam que o aumento do risco destas complicações se deve a múltiplos factores, como a atividade física limitada, o aumento do comportamento sedentário, o acesso limitado a frutas e legumes e, em geral, o aumento da insegurança alimentar. Além disso, é parcialmente semelhante ao que foi observado por Ochoa Anastacio,[67] em que se mostra que 42% dos adultos mais velhos às vezes fazem atividade física e 28% quase nunca, mas difere ao determinar as complicações associadas, onde houve um predomínio de hipertensão arterial em 18 pacientes (50%) e nefropatia diabética (30%).

No entanto, o que se observou na presente investigação difere de estudos como o do Centro de Saúde Enrique Ponce Luque,[68] 53% dos utentes sofreram úlceras cutâneas, sendo esta complicação a de maior incidência e, de acordo com o resultado obtido, 63% ingerem ocasionalmente bebidas alcoólicas e Villacorta Santamato et al,[63] no grupo com complicações microvasculares crónicas, a nefropatia (48.8%) foi a mais frequente, e no grupo macrovascular, a doença cerebrovascular (4,8%), e o excesso de peso e a obesidade foram os principais factores de risco para 43,7%. Também não se assemelha ao relatado por Santos Quezada[69] que referiu o pé diabético como a complicação associada mais frequente e Ovalle Luna et al.,[59] no México, concluíram que a doença do pé foi registada em 50.635 (17,0 %) da população.

%), doença renal crónica (DRC) em 21 605 (7,2 %) e retinopatia em 13 115 (4,4 %).

Ao analisar a distribuição dos pacientes diabéticos segundo o nível económico e o controlo glicémico, como mostra a **Tabela 8**, os resultados obtidos diferem dos de Rodríguez Plasencia et al: Rodríguez Plasencia et al,[1] que afirma que 50,0% dos doentes com pé diabético têm um nível socioeconómico médio, de Holguín Carrasquilla,[32] 53,49% dos adultos diabéticos apresentam um nível económico baixo e de Roldán Cedeño et al.,[56] 58,63% dos utentes estavam abaixo do limiar de pobreza determinando este como um fator de risco.

Numa revisão sistemática sobre os determinantes sociais da saúde na diabetes tipo 2, Limón García et al.,[3] , afirma-se que um fator relevante para o desenvolvimento da doença é a má alimentação, o jejum prolongado, a ingestão elevada de gorduras, o consumo excessivo de carne e de alimentos ultraprocessados na dieta, associados à inatividade física e ao baixo nível económico.

Os resultados também não correspondem ao estudo brasileiro,[57] dos participantes 39,4% foram classificados na classe económica mais pobre e destes, 49,7% recebiam abono de família; do trabalho peruano,[53] 43,94% dos pacientes têm um rendimento familiar mensal inferior a um salário mínimo e da investigação em Puno,[7] dos 100% de pacientes inquiridos 59,1% indicaram ter um rendimento mensal inferior a 1025, dos quais 55,2% não cumprem o tratamento. Pereira da Silva et al. argumentam que os indivíduos com um baixo estatuto socioeconómico podem ser mais vulneráveis a estas doenças por várias razões, incluindo o stress psicossocial, níveis mais elevados de comportamentos de risco, como estilos de vida sedentários e um elevado consumo de alimentos mais calóricos, ricos em açúcar e gordura, condições de vida pouco saudáveis, acesso deficiente a saneamento básico e a serviços de saúde, e menor oportunidade de prevenir complicações. [57] A prevalência do estatuto económico elevado não corresponde a nenhum dos artigos revistos pela autora e, segundo esta, pode dever-se ao facto de no município onde foi realizada a investigação existir uma intensa atividade comercial que determina uma certa solvência económica de alguns grupos sociais e também porque a literatura revista é de países em desenvolvimento onde os estudos se limitam a populações com recursos médios e baixos, mas não abordam a classe abastada.

CONCLUSÕES

A amostra foi constituída predominantemente por mulheres com idades compreendidas entre os 75 e os 79 anos, de raça branca, sem escolaridade, donas de casa, com história familiar de diabetes mellitus, sendo a obesidade e a hiperlipoproteinemia primária as comorbilidades associadas mais prevalentes. Os determinantes sociais de saúde que mais afectaram os doentes estudados foram o stress, o tabagismo e a alimentação inadequada, que estiveram presentes em todas as complicações. Além disso, houve um predomínio geral do nível económico classificado como alto.

REFERÊNCIAS BIBLIOGRÁFICAS

1. Rodríguez Plasencia CB, Villacorta Flores NE. Determinantes sociales de la salud en relación con prevención del pie diabético en el Hospital Belén, Trujillo, 2022 [Tese]. Peru: Universidad Privada Antenor Orrego; 2023. Disponível em: http://repositorio.upao.edu.pe/bitstream/20.500.12759/10360/1/REP_CECILIA.ROD RI GUIEZ_NICOLL.VILLACORTA_DETERMINANTES.SOCIAIS.pdf

2. Valdés Gómez W, Almirall Sánchez A, Gutiérrez Pérez MÁ. Factores de risco para a diabetes mellitus tipo 2 em adolescentes. MediSur [Internet]. 2019 [citado 21 Mar 2023];17(3):[aprox.8p.]. Disponível em: http://scielo.sld.cu/pdf/ms/v17n3/1727- 897Xms-17-03-356.pdf.

3. Limón García L, Dominguez SA, Palacios Rodríguez AL. Determinantes sociais da saúde na diabetes tipo 2: uma revisão sistemática. Revista Hospitum [Internet]. 2022 [citado 21 Mar 2023];4:[aprox.9p.]. Disponível em: https://www.hospitalquindio.gov.co/hospital/images/banners/Revista_hospital_ospitu m.pdf#page=44.

4. Duarte Acha MY, Ribeiro Zanotti J, Vieira Gomes R, Cruz Hegner C, de Freitas Valbon B. Alterações oftalmológicas em crianças e adolescentes portadores de diabetes mellitus tipo 1 em um Hospital Filantrópico de Vitória-ES. [Internet]. 2020 [citado 21 mar 2023]:[aprox.18p.]. Disponível em: https://downloads.editoracientifica.org/articles/200901276.pdf.

5. Pin Baque WE, Quevedo Andrade YM. Fatores de risco do Diabetes Mellitus tipo II e sua relação com transtornos alimentares em adultos [Tese]. Jipijapa: Unesum; 2023. Disponível em: http://repositorio.unesum.edu.ec/bitstream/53000/4941/1/PIN%20BAQUE%20WALTE R%20ENRIQUE%20%20%20-20QUEVEDO%20ANDRADE%20YULEXI%20MICHEL.pdf

6. Chavelas S, Luis J. Proyecto de intervención para mejorar el conocimiento sobre la diabetes mellitus tipo 2 en pacientes diagnosticados con esta enfermedad atendidos en el Centro de Salud T-II Ampliación Selene, Tláhuac, Ciudad de México, en el periodo de enero a abril del 2021 [Tese]. Universidade Autónoma Metropolitana;2022. Disponível em: https://repositorio.xoc.uam.mx/jspui/handle/123456789/26457

7. Arpita Laruta DR, Centeno Palero AL. Factores associados ao abandono Terapêutico em Pacientes com Diabetes Mellitus tipo II da Rede de Saúde Puno, 2022 [Tese]. Huancayo - Peru: Roosevelt University; 2022. Disponível em: https://repositorio.uroosevelt.edu.pe/bitstream/handle/20.500.14140/1217/TESIS%20 ARPITA%20-%20CENTENO.pdf?sequence=1&isAllowed=y

8. Gómez Baldeón LL, Pacheco Tolentino CK. Factores associados à diabetes mellitus tipo II em idosos do Centro de Saúde Aparicio Pomares, Huánuco 2021 [Tese]. Chincha, Ica: Universidad Autónoma de Ica; 2022. Disponível em: http://repositorio.autonomadeica.edu.pe/handle/autonomadeica/1581

9. Lema Añón C. A revolução dos determinantes sociais da saúde: direito à saúde e desigualdade. Anuário de Filosofia do Direito [Internet]. 2020 [citado 21 mar

2023]:[aprox.28p.]. Disponível em: https://www.boe.es/biblioteca_juridica/anuarios_derecho/abrir_pdf.php?id=ANU- F2020-10028900317.

10. Karam Calderón MÁ, Castillo Sánchez Y, Moreno Pérez P, Ramírez Durán N, Dubos R. What are the social determinants of health? Revista de Medicina e Investigação [Internet]. 2021 [citado 21 Mar 2023];7(1):[aprox.7p.]. Disponível em: https://rmi.diauaemex.com/index.php/numeros/ano-2019/23-que-son-losdeterminantes- social-da-saúde.

11. Pérez Rodríguez A, Berenguer Gouarnaluses M. Some social determinants and their association with type 2 diabetes mellitus. Medisan [Internet]. 2015 [citado 21 Mar 2023];19(10):[aprox.3p.]. Disponível em: http://scielo.sld.cu/scielo.php?script=sci_arttext&pid=S1029- 30192015001000012.

12. Layton Ulloa S. Relação entre Determinantes Sociais e a Evolução do Diabetes Mellitus em Adultos Obesos Submetidos à Cirurgia Bariátrica [Tese]. Colômbia: Universidad de Santander; 2023. Disponível em: https://repositorio.udes.edu.co/server/api/core/bitstreams/f9c83072-2027-44bc-a247bcfeba2858d2/content

13. Colman R, Sousa R, Vera N, Encina K, Lezcano L, Romero J, et al. Determinantes de saúde na diabetes tipo II numa população de cuidados primários de um centro urbano, 2019. Revista Científica Estudos e Pesquisas [Internet]. 2019 [citado 21 Mar 2023];8:[aprox.3p.]. Disponível em: http://revista.unibe.edu.py/index.php/rcei/article/view/363.

14. Heredia M, Cabriales ECG. Risco de diabetes mellitus tipo 2 e seus determinantes. Enfermagem Global [Internet]. 2022 [citado 21 Mar 2023];21(1):[aprox.23p.]. Disponível em: https://revistas.um.es/eglobal/article/view/482971/315531.

15. Cebrián Cuenca AM. Desigualdades sociais na saúde e no controlo da diabetes mellitus tipo 2. Diabetes práctica [Internet]. 2022 [citado 21 Mar 2023];1(Suppl Extr 1):[aprox.38p.]. Disponível em: http://www.diabetespractica.com/files/101/art3.pdf.

16. MINSAP. Programa Nacional de Atención Integral al Diabético. Cuba.2011. p. aprox.6p.

17. Anuário estatístico da saúde 2019. [Internet]. Havana: Ministério da Saúde. Público. Direção de registos médicos e estatísticas de saúde; 2020 [atualizado em maio de 2020; citado 15/02/21; citado 2021]. Disponível em: http://bvscuba.sld.cu/anuarioestadistico-de-cuba/

18. Gómez Medina MJ. Desigualdades sociales de la salud en pacientes con diabetes tipo II en seis municipios del departamento de Cortés años 2014 y 2016 [Tesis]. Honduras: Universidad Nacional Autónoma de Honduras; 2019. Disponível em: http://www.bvs.hn/TMSP/pdf/TMSP55/pdf/TMSP55.pdf

19. Lorenzo Villena JA. Diabetes mellitus tipo 1 em idade escolar. Diabetes [Internet]. 2020 [citado 21 Mar 2023];3(27):[aprox.18p.]. Disponível em: https://www.npunto.es/content/src/pdf-articulo/5ee22d46dd243NPvolumen27-40-57.pdf.

20. Rodríguez-Tenorio Torres R, Orduna Onco Á. Programa de educação para a saúde na gestão de novos dispositivos para o controlo da diabetes em adolescentes de 15-18 anos.

[Internet]. 2020 [citado 19/05/21]:[aprox.6p.].
Disponível em: https://zaguan.unizar.es/record/96690/files/TAZ-TFG-2020-377.pdf .

21. Bondía J. Pâncreas artificial Pâncreas artificial. Rev Esp Endocrinol Pediatr [Internet]. 2020 [citado 19/05/21];11(1):[aprox.6p.]. Disponível em: https://www.endocrinologiapediatrica.org/revistas/P1-E33/P1-E33-S2620- A599.pdf. 22. Katherine Melissa LL, Herrera Calderón VP. Estilos de vida em pacientes com diabetes mellitus tipo 2 em tempos de pandemia COVID-19. Sapienza: Internacional Revista de Estudos Interdisciplinares [Internet]. 2022 [citado 21 Mar 2023];3(8):[aprox.8p.]. Disponível em: https://journals.sapienzaeditorial.com/index.php/SIJIS/article/view/582.

23. Campos Rojas MM, Quintana Padilla TG. Autocuidado y factores condicionantes en el adulto mayor con diabetes mellitus del Centro de Salud Chilca Huancayo 2022 [Tese]. Peru: Roosevelt University; 2023. Disponível em: https://repositorio.uroosevelt.edu.pe/bitstream/handle/20.500.14140/1412/TESIS%20 QUINTANA%20-%20CAMPOS.pdf?sequence=1&isAllowed=y

24. Flores Vasquez DS. Estudo da diabetes mellitus tipo 1 com cetoacidose em crianças para o seu correto diagnóstico e tratamento farmacológico [Tese]. Machala: Universidad Técnica de Machala; 2021. Disponível em: http://repositorio.utmachala.edu.ec/bitstream/48000/16189/1/E-11893_FLORES%20VASQUEZ%20DERYAN%20SANTIAGO%20.pdf

25. Suero Girardi MN. Qualidade de vida de adolescentes com diabetes. Universidade de Flores [Internet]. 2020 [citado 21 Mar 2023];1(5):[aprox.20p.]. Disponível em: https://d1wqtxts1xzle7.cloudfront.net/19115256/calidaddevidauflo_n5v1pp3_22.pdf.

26. Morales Arévalo NJ. Relación entre los niveles de glicemia y comportamiento de estilos de vida en pacientes con Diabetes Mellitus tipo 2 de la localidad de Mateo Pumacahua-Arequipa 2022 [Tesis]. Peru: Universidad Católica de Santa María; 2022. Disponível em: https://repositorio.ucsm.edu.pe/bitstream/handle/20.500.12920/11899/70.2838.M.pdf ?sequence=1&isAllowed=y

27. Osti ZAT, Lezama JAF. Fatores de risco associados ao diabetes mellitus tipo 2 em adolescentes. Revista Mexicana de Investigação Médica ICSA [Internet]. 2020 [citado 15/06/21];8(15):[aprox.7p.]. Disponível em: https://repository.uaeh.edu.mx/revistas/index.php/MJMR/article/view/3932/6995.

28. Ramírez Rivera NK. Calidad de vida en pacientes con diabetes mellitus tipo II, centro de salud Bambil Deshecho, Santa Elena, 2022 [Tese]. La Libertad: Universidade Estadual da Península de Santa Elena; 2023. Disponível em:

https://repositorio.upse.edu.ec/bitstream/46000/9568/1/UPSE-TEN-2023-0027.pdf

29. Alejandria Quispe YY. Caraterísticas sociodemográficas e estilos de vida em adultos com Diabetes Mellitus. Centro de saúde Morro Solar-Jaén-Perú 2021 [Tese]. Peru: Universidade Nacional de Cajamarca; 2022. Disponível em: https://repositorio.unc.edu.pe/handle/20.500.14074/4924

30. Guerra de Campos SE, Aragón de Melara AB. Determinantes sociais do diabetes mellitus tipo 2 em usuários de 35 a 55 anos que consultam na Unidade Comunitária de Saúde da Família de Zaragoza de fevereiro a setembro de 2019 [Tese]. El Salvador: Universidade de El Salvador; 2019. Disponible en: https://docs.bvsalud.org/biblioref/2020/12/1140671/289-11106299.pdf

31. Sanchez Ramirez LK, Onofre Torres MJ. Estilos de vida e sua influência no diabetes mellitus tipo II, em idosos do Centro de Saúde Aguas Frias de Medellín Ventanas, Los Ríos, outubro de 2018 a abril de 2019 [Tese]. Babahoyo: Universidad Técnica de Babahoyo; 2019. Disponível em: http://dspace.utb.edu.ec/bitstream/handle/49000/5852/P-UTB-FCS-ENF-000130.pdf?sequence=1&isAllowed=y.

32. Holguín Carrasquilla MP. Autocuidado y complicaciones del adulto diabético en la población del Subcentro Tipo C de San Rafael [Tese]. Equador: PuceseEscuela de Enfermería; 2022. Disponível em: https://repositorio.pucese.edu.ec/bitstream/123456789/3245/1/Holgu%c3%adn%20Carrasquilla%20Melanie%20Paola.pdf

33. Arzate J, Rangel J. Determinantes sociais da saúde. Um argumento sociológico. In: Porvenir E, editor ^editores. Vulnerabilidade, saúde e políticas sociais. [Internet]. Primeira edição eclicirin. México: Instituto de Investigaciones Sociales; 2021.

p. aprox. 27p. Disponível em: http://ri.uaemex.mx/bitstream/handle/20.500.11799/111906/DeterminantesSacia.pdf?sequence=1&isAllowed=y

34. Robles MJ, Gómez Bermúdez J. Análisis de los determinantes sociales de la salud que intervienen o influyen en el estado de salud de una comunidad [Tese]. Colombia: Universidade Simón Bolivar; 2021.

35. Hernandez-Rincon EH. The social determinants of child malnutrition in Colombia as seen from family medicine. Medwave [Internet]. 2020 [citado 21 Mar 2023];20(2):[aprox.11p.]. Disponível em: https://www.researchgate.net/profile/Erwin-Hernandez-

Rincon/publication/339953732_Los_determinantes_sociales_de_la_desnutricion_in_Colombia_vistos_desde_desicina_familiar/links/5e6f961a299bf12e23cbd3b2/Los_determinantes_sociales_de_la_desnutricion_in_Colombia-vistos-desdela- medicina-familiar.pdf.

36. Prado Cuadros T, Sermeño Palacios CL. Determinantes sociais do abandono do aleitamento materno exclusivo em bebês a termo menores de 6 meses no Centro de Saúde Margomarca em San Juan de Lurigancho, 2017 [Tese]. Peru: Universidade Maria Auxiliadora; 2018. Disponível em: https://repositorio.uma.edu.pe/bitstream/handle/20.500.12970/165/Tesis%20Abandono%20Lactancia%20Materna.pdf?sequence=1&isAllowed=y

37. Treacy M. The social determinants of health in the neoliberal era: a political economy approach to inequalities. Essays in Economics [Internet]. 2021 [citado 21 Mar 2023];31(58):[aprox.23p.]. Disponível em:

http://www.scielo.org.co/scielo.php?script=sci_arttext&pid=S2619657320210001001 34

38. Espada López J, Hernández Clemente JC. Indicadores de saúde e determinantes sociais e estruturais no ambiente sanitário espanhol. A propósito de la crisis económica 2008-2014 [Tese]. Espanha: Universidad Autónoma de Madrid;
2022. Disponível em:
https://acmspublicaciones.revistabarataria.es/wpcontent/uploads/2023/05/14-Espada- Clemente-Indicadores-de-salud-2019-2023pp157-167.pdf

39. Moreno Gómez MdM, Hernández Rincón EH, Ayala Escudero A, Correal Muñoz CA. Ensinar e aprender sobre os determinantes sociais da saúde na região das Américas. Educación Médica Superior [Internet]. 2021 [citado 21 mar 2023];35(3):[aprox.25p.]. Disponível em: http://scielo.sld.cu/scielo.php?script=sci_arttext&pid=S0864-21412021000300018.

40. Peña S, Franciss J. Consumo de frutas e vegetais como protetor da saúde bucal e determinantes sociais da saúde em pessoas com mais de 15 anos, Peru-2018 [Tese]. Peru: Universidad Peruana Cayetano Heredia; 2021. Disponível em:
https://190.116.48.43/bitstream/handle/20.500.12866/9535/Consumo_SalasPena_Jonathan.pdf?sequence=1&isAllowed=y

41. Pérez Martínez GB. Determinantes sociais da saúde: Uma visão geral no México e em Chiapas. Revista Anales de Medicina Universitaria [Internet]. 2022 [citado 21 Mar 2023];1(02):[aprox.7p.]. Disponível em:
http://www.revistas.unach.mx/index.php/revanales/article/view/30.

42. Santana Suarez JC, Licoa Zavala JK. Comorbidades associadas ao diabetes mellitus tipo II: causas, conseqüências e prevalência em idosos [Tese].
Jipijapa: Unesum; 2023. Disponível em:
http://repositorio.unesum.edu.ec/bitstream/53000/4954/1/Santana%20Suarez%20Julissa%20Celestina%20-%20Licoa%20Zavala%20Julissa%20Katherine.pdf

43. Melo Pérez MJ. Influencia de los estilos de vida en la salud de pacientes adultos con diabetes mellitus tipo II en el Hospital René Toche Groppo Chincha Alta2017 [Tese]. Peru: Universidad Inca Garcilaso de La Vega; 2020. Disponível em:
http://repositorio.uigv.edu.pe/bitstream/handle/20.500.11818/5216/TESIS_MEL O%20P%c3%89REZ.pdf?sequence=1&isAllowed=y

44. Daufi Subirats MC, Romera Liébana L. Será a diabetes mellitus uma doença social? Diabetes práctica [Internet]. 2020 [citado 21 Mar 2023];11(032020):[aprox.34p.]. Disponível em: http://www.diabetespractica.com/files/1603725214.dp_11-3.pdf#page=5.

45. Guerra Uriarte JEN, López Cáceres PL. Influência dos estilos de vida, caraterísticas sociodemográficas e clínicas no controlo glicémico em pacientes com diabetes mellitus tipo 2. Centro de Saúde 4 de Octubre, Socabaya-Arequipa 2022 [Tese]. Peru: Universidade Católica de Santa Maria; 2022. Disponível em:
https://repositorio.ucsm.edu.pe/bitstream/handle/20.500.12920/11657/70.2787.M.pdf?sequence=1&isAllowed=y

46. Solórzano Segovia J, Segovia Medina M, Delgado Armijos M, Delgado Armijos E. Determinantes sociais da saúde e riscos de diabetes mellitus tipo 2. Revista Científica Biomédica Higía de la Salud [Internet]. 2020 [citado 21 Mar 2023];3(2):[aprox.11p.]. Disponível em: https://revistas.itsup.edu.ec/index.php/Higia/article/view/469/640.
47. Astolingon Vela RI, Vilca Lucana LK. Clima familiar e depressão em idosos com diabetes mellitus tipo II. Programa del adulto mayor-centro de salud de Morales. maio a outubro de 2021 [Tese]. Peru: Universidad Nacional San Martin; 2021. Available in:https://tesis.unsm.edu.pe/bitstream/11458/4278/1/ENFERMER%c3%8dA%20-%20Rosa%20Isabel%20Astoling%c3%b3n%20Vela%20%26%20Leidy%20Kalen%20Vilca%20Lucana.pdf
48. Rodríguez Ordoñez LC, De La Cruz Taipe J. Apoio familiar e adesão ao tratamento da diabetes mellitus tipo II em utentes de um centro de saúde [Tese]. Peru: Universidade Peruana Los Andes; 2021. Disponível em: https://repositorio.upla.edu.pe/handle/20.500.12848/2319
49. Roca R. Tópicos em Medicina Interna. 5ª ed. Doenças do aparelho circulatório. Havana: Ecimed; 2017.
50. Álvarez Sintes R, Hernández Cabrera G, Báster Moro JC, García Núñez RD. Medicina Geral Integral. Volume II. Terceira edição. Editorial Ciencias Médicas. 2014. Havana. Cuba.
51. Banting F. G. History of diabetes [Internet] [atualizado em 2015; citado em 5 de junho de 2022]. [Internet]. [citado].AvailableAt: www.wmu.org.uy/publicaciones/libros/historicos/dm/cap1.pdf.
52. Fumar. Consumo de produtos fabricados total ou parcialmente com tabaco. Organização Mundial de Saúde [Internet] 2016. [citado 20 Mar 2022]. OMS:Tabagismo. [Internet].[citado]. Disponível em: https://www.who.int/topics/tobacco/es/.
53. Nina Flores KC. Associação entre determinantes sociais e estilos de vida de pacientes com Diabetes Mellitus Tipo 2 Hospital Goyeneche, Arequipa 2020 [Tese]. Peru: Universidad Católica de Santa María; 2020. Disponível em: https://repositorio.ucsm.edu.pe/handle/20.500.12920/10151
54. Buichia Sombra FG, Miranda Cota GA. Determinantes sociais da saúde e risco de diabetes tipo 2 em adultos de populações indígenas, abordagens a partir da teoria social. Revista da Academia [Internet]. 2021 [citado 14 Mar 2023] (4):[aprox.24p.]. Disponível em: https://journalacademy.net/index.php/revista/article/view/45/41.
55. Saire Rondon FM, Takahashi Moreno YM. Hábitos alimentares e diabetes mellitus tipo II em pacientes atendidos no posto de saúde Union-Puerto Maldonado, 2019 [Tese]. Puerto Maldonado: Universidad Nacional Amazónica de Madre De Dios; 2021. Disponível em: https://repositorio.unamad.edu.pe/bitstream/handle/20.500.14070/698/004-1-9-040.pdf?sequence=1&isAllowed=y
56. Roldán Cedeño CP, Cedeño Zambrano AP. Determinantes socioeconómicos e sua influência no nível de risco de complicações do pé em pessoas com Diabetes mellitus 2 nos centros de saúde de Jipijapa, Los Rosales e El Roldán Cedeño CP, Cedeño Zambrano AP. Carmen, en el periodo noviembre 2020-agosto 2021 [Tese]. Equador: Pontificia Universidad

Católica del Ecuador; 2021. Disponível em:
http://repositorio.puce.edu.ec/bitstream/handle/22000/19399/Tesis%20final%20ADRI
ANA%20CEDENO%20Y%20CINTHIA%20ROLDAN.pdf?sequence=1&isAllowed=y

57. Pereira da Silva de Carvalho S, Sobreira de Carvalho Barreto MN, de Souza NP, Cabral de Lira PI, Pessoa Cesse EÂ. Determinantes socioeconômicos do diabetes mellitus em um contexto de desigualdades no nordeste brasileiro. Revista Eletrônica Acervo Saúde [Internet]. 2021 [citado 14 Mar 2023];13(5):[aprox.9p.].
Disponível em: https://acervomais.com.br/index.php/saude/article/view/6863/4561.

58. Sotolongo Arró O. Complicações crônicas e doenças associadas em idosos com diabetes mellitus tipo 2 em Punta Brava, Cuba, de janeiro a junho de 2019. Revista Cubana de Endocrinologia [Internet]. 2022 [citado 14 Mar 2023];33(1):[aprox.11p.]. Disponível em: http://scielo.sld.cu/scielo.php?pid=S156129532022000100003&script=sci_arttext&tl ng=pt.

59. Ovalle-Luna OD, Jiménez-Martínez IA, Rascón-Pacheco RA, Gómez-Díaz RA, Valdez-González AL, Gamiochipi-Cano M, et al. Prevalência de complicações da diabetes e comorbilidades associadas em medicina familiar no Instituto Mexicano de Diabetes. Segurança Social. Gaceta medica de México [Internet]. 2019 [citado 14 Mar 2023];155(1):[aprox.9p.]. Disponível em:
https://www.scielo.org.mx/scielo.php?script=sci_arttext&pid=S001638132019000010 0030.

60. Alvarado Magallanes AE. Factores de risco comportamentais em idosos com diabetes mellitus tipo II. Hospital geral Dr. León Becerra Camacho, Milagro 2022 [Tese]. La Libertad: Universidade Estadual da Península de Santa Elena; 2023.
Disponível em: https://repositorio.upse.edu.ec/bitstream/46000/9566/1/UPSE-TEN- 2023-0001.pdf

61. Palacios Pintado EB. Relação entre fatores de risco para diabetes tipo I e diabetes tipo II. II e estilos de vida em pacientes atendidos no Centro de Salud Bellavista 2019 [Tese]. Peru: Universidade Nacional de Callao; 2020. Disponível em:
http://repositorio.unac.edu.pe/handle/20.500.12952/5343

62. Salvador Bonilla IA. Funcionalidade familiar e adesão à terapêutica farmacológica em pacientes diabéticos tipo 2 em uma unidade de atenção primária à saúde [Tese]. Equador: Universidad Técnica de Ambato...; 2022. Disponível em:
http://repositorio.uta.edu.ec/bitstream/123456789/34913/1/salvador_bonilla_ivonne_a lexandratesis_funcionalidad_familiar_y_adherencia_terap%c3%a9utica .pdf 63. Villacorta Santamato J, Hilario Huapaya N, Inolopú Cucche J, Terrel Gutierrez

L, Labán Hijar R, Del Aguila J, et al. Factores associados às complicações crónicas da diabetes mellitus tipo 2 em pacientes de um hospital geral do Seguro Social de Saúde do Peru. Anais da Faculdade de Medicina [Internet]. 2020 [citado 14 Mar 2023];81(3):[aprox.7p.].
Disponível em:
http://www.scielo.org.pe/scielo.php?script=sci_arttext&pid=S102555832020000300308.

64. Asenjo-Alarcón JA, Oblitas-Gonzales A. Complicações microvasculares crónicas em utentes com diabetes mellitus tipo 2 numa cidade andina do Peru. Revista de Salud Pública [Internet]. 2022 [citado 20 Jun 2023];24(3):[aprox.8p.].

Disponível em:
http://www.scielo.org.co/scielo.php?script=sci_arttext&pid=S012400642022000300201.

65. Valdés Ramos ER, Valdés Bencosme ER, Valdés Bencosme NN. Factores de risco associados a complicações cardiovasculares em mulheres de meia-idade com diabetes mellitus tipo 2. Revista Cubana de Endocrinologia [Internet]. 2020 [citado 14 Mar 2023];31(2):[aprox.14p.]. Disponível em:

http://scielo.sld.cu/scielo.php?script=sci_arttext&pid=S1561-29532020000200006.

66. Coronado Balderas DA. Estilo de vida associado a complicações em pacientes com diabetes mellitus 2 [Tese]. México: Benemérita Universidad Autónoma de Puebla 2021. Disponível em: https://repositorioinstitucional.buap.mx/handle/20.500.12371/13626

67. Ochoa Anastacio ME. Fatores modificáveis que influenciam a presença de Complicações em Idosos com Diabetes Mellitus Tipo II no Clube de Idosos Lupita Nolivos abril-setembro de 2019 [Tese]. Equador: Universidad Estatal de Milagro; 2021. Disponível em:

https://repositorio.unemi.edu.ec/bitstream/123456789/5746/1/MARIA%20ELENA%20 OCHOA%20ANASTACIO.pdf

68. Cabezas Bolaños DL, Montoya Vélez AB. Estilos de vida e sua influência no desenvolvimento de complicações de saúde em pacientes adultos com diabetes mellitus tipo 2. 2 atendidos no Centro de Saúde Enrique Ponce Luque dezembro 2022-maio 2023 [Tese]. Peru: Babahoyo: UTB-FCS; 2023. Disponível em:
http://dspace.utb.edu.ec/bitstream/handle/49000/14314/TIC-UTB-FCS-ER-000005.pdf?sequence=1&isAllowed=y

69. Santos Quezada AM. Fatores de risco e complicações no diabetes mellitus tipo 2 em pacientes com mais de 40 anos Hospital Nacional Dos de Mayo, 2018-2019 [Tese]. Peru: Universidad Privada San Juan Bautista; 2020. Disponível em:
https://repositorio.upsjb.edu.pe/handle/20.500.14308/2467

ANEXOS

ANEXO 1: GUIA PARA A REALIZAÇÃO DA ANÁLISE DOCUMENTAL

Objetivo: Recolher informação e dados de interesse para o estudo para a caraterização dos doentes diabéticos selecionados na amostra da investigação segundo variáveis clínicas e sócio-demográficas.

Tarefas:

1. Revisão do Programa Médico de Família e do Programa Nacional de Cuidados Diabéticos Integrados.
2. Análise documental dos registos familiares da área da saúde.
3. Análise documental dos registos médicos individuais dos pacientes da amostra.
4. Esvaziamento dos dados recolhidos para um ficheiro de dados.

Aspectos a ter em conta:

Programa do Médico de Família e Programa Nacional de Atenção Integral ao Diabético: objectivos relacionados com o tema, promoção, prevenção e trabalho com grupos de risco, bem como indicações para a atenção integral ao diabético tipo 2.

-Registos médicos da família. Variáveis sócio-demográficas

-Sexo Feminino Masculino

-Idade

-Nível de escolaridade

- Fora da escola
- Primário
- Secundário
- Trabalhador qualificado
- Técnico médio
- Pré-universitário
- Universidade

-Ocupação

- Trabalhador do Estado
- Trabalhador por conta própria
- Reformado
- Dona de casa
- Cuidador de outra pessoa idosa ou de um familiar doente
- O doente está a ser cuidado por um familiar ou outra pessoa

-História familiar de diabetes

Sem antecedentes

Com antecedentes. Especificar quais: mãe, pai, avós e irmãos.

-Histórias de casos individuais: Variáveis clínicas e epidemiológicas

-Cor da pele. Branco Não branco -Comorbilidade associada.
Hipertensão arterial. Sim Não

Obesidade. Sim Não Hiperlipoproteinemias primáriasSim Não
História de doença cardíaca isquémicaSim Não Doença renal crónicaSim Não
Outros, quais

-Complicações

Úlcera do pé diabético. Sim Não Retinopatia diabética.

Sim Não Neuropatia diabética Sim Não Nefropatia Sim Não Doença cardíaca Sim Não
Outro, mencionar qual.

ANEXO 2. QUESTIONÁRIO INDIVIDUAL SEMI-ESTRUTURADO PARA DIABÉTICOS DE TIPO 2. CLÍNICA 14-32

Objetivo: identificar dados de interesse para o estudo relacionados com o seu modo de vida e estilo de vida, bem como a informação que possuem sobre a sua doença e as suas opiniões sobre a mesma.
Destinado aos pacientes selecionados para o estudo.

Local: domicílio dos doentes Horário: a partir das 14h00

Questionário para diabéticos de tipo 2. Clínica 14-32

Como já foi informado, está a ser realizada uma investigação para estudar os factores biológicos, psicológicos e sociais que mais afectam os doentes diabéticos na área da saúde. Foi selecionado para participar depois de ter dado o seu consentimento e recordamos-lhe que as suas respostas são confidenciais, pelo que o seu nome não aparecerá em nenhum documento, mas sim o número que lhe foi atribuído.
Pela vossa colaboração, muito obrigadol
Número atribuído

Ser-lhe-ão então solicitados os seus dados pessoais gerais para preencher o formulário:

1. Sexo Feminino Masculino

2. Idade

3. Cor da pele: Branco Negro 4.-Nível de escolaridade
Não escolarizado Primário Secundário Trabalhador qualificado

Técnico médio Universidade pré-universitária

5. Ocupação atual: Trabalhador do Estado Trabalhador por conta própria Reformado Caseiro Cuidador de outro familiar idoso ou doente

O doente está a ser cuidado por um familiar ou outra pessoa **Questões relacionadas com a sua doença:**
6. Tem familiares com diabetes? Sim Não

6- b. Em caso afirmativo, indique quem: mãe, pai, avós e/ou irmãos

7- Sofre de outras doenças para além da diabetes? Por favor, indique-as.
Hipertensão arterial. Sim Não Obesidade. Sim Não

Hiperlipoproteinemias primárias Sim Não História de doença cardíaca isquémica Sim Não
Doença renal crónica Sim Não
Outros, quais

8- Por favor, diga-nos se tem alguma complicação ou complicações devidas à diabetes,

qual(ais)?
Úlcera do pé diabético. Sim Não Retinopatia diabética. Sim Não Neuropatia diabética Sim Não Nefropatia. Sim Não Doença cardíaca Sim Não
Outro, mencionar qual.

9. Relativamente aos seus hábitos diários, responda:

9.1.a. Fuma ou já fumou?

Fumador: Sim. Não. Ex-fumador: Sim. Não

9.1.b. Em caso afirmativo, indique o número de cigarros que fuma ou fumava por dia:
Menos de 5 cigarros por dia Fumador ligeiro 6 a 15 cigarros por dia Fumador moderado
Mais de 16 cigarros por dia. Fumador grave

10. Consome bebidas alcoólicas? Sim Não

10.b. Em caso afirmativo, explique a frequência com que o faz e a quantidade que consome.

11. a. Frequenta o círculo dos avós?SimNão

11. b. Fazes ginástica matinal em casa? Sim Não

11. c. Faz parte da sua atividade diária andar a pé ou subir e descer escadas várias vezes por semana? Sim Não

11. d. Tenciona fazer exercício físico duas ou três vezes por semana?Sim Não
11.e. Responda honestamente se se considera sedentário. Explique as suas razões:

12. Quais são os principais alimentos que come todos os dias durante uma semana? Explique a elaboração.

13. Até que ponto acha que a sua glicémia está controlada na maior parte do tempo?

Bem controlado Ligeiramente fora de controlo Grave falta de controlo Por favor, dê a sua opinião.

14. Em relação à sua situação económica, é necessário fazer uma estimativa para calcular a média por pessoa.

Com quem é que vivem? E qual é o salário de cada um deles? Calcule e assinale o que for apropriado:

15. Exprima a sua opinião sobre: O que é que significa para si ser diabético? Explique a sua resposta.

16. Exprima as suas dificuldades ou preocupações relativamente à sua doença.

Muito obrigado pela vossa colaboração!

ANEXO 3. ESCALA DE VULNERABILIDADE AO STRESS

(Adaptado do Modelo de Auto-Análise de Le. H. Miller e Smith) Nome:

Instruções:
Neste modelo, encontrará 16 tópicos relacionados com hábitos e dificuldades pelos quais a maioria das pessoas passa numa altura ou noutra. As suas respostas francas e honestas ajudar-nos-ão a compreendê-lo melhor.
Classifique cada item com uma pontuação entre 1 e 5, de acordo com a frequência com que faz cada uma das seguintes afirmações ou com o grau em que corresponde à sua situação, de acordo com a escala abaixo:

1-Sempre.

2-A maior parte do tempo.

3-Frequentemente.

4-Quase nunca.

5-Nunca.

a) Pelo menos quatro noites por semana durmo sete a oito horas.

b) Num raio de 50 quilómetros, tenho pelo menos uma família em quemposso confiar.

c) Pelo menos duas vezes por semana faço exercício até suar.

d) Fumo menos de meio maço de cigarros por dia.

e) Bebo menos de cinco copos (de bebidas alcoólicas) por semana.

f) Tenho o peso correto para a minha altura.

g) O meu rendimento satisfaz as minhas despesas básicas

h) Participo regularmente em actividades sociais.

i) Tenho uma rede (grupo) de amigos conhecidos.

j) Tenho um ou mais amigos a quem posso confidenciar os meus problemas pessoais.

k) Estou de boa saúde (ou seja, a minha visão, audição e dentes estão em bom estado).

l) Discuto regularmente problemas domésticos (por exemplo, tarefas domésticas, dinheiro, problemas da vida quotidiana) com as pessoas com quem vivo.

m) Pelo menos uma vez por semana faço algo para me divertir.

n) Sou capaz de organizar o meu tempo de forma racional.

o) Bebo pelo menos três chávenas de café, chá ou refrigerantes por dia.

p) Durante o dia, dedico algum tempo de silêncio a mim próprio.

Qualificação: É efectuada tendo em conta:

• Aspectos quantitativos: Será tida em conta a pontuação obtida pelo sujeito; é evidente que quanto mais elevada for a pontuação, maior é a vulnerabilidade ao stress. A pontuação que indicaria o nível mais baixo de vulnerabilidade (ideal) seria 16 e a pontuação que indicaria um nível máximo de vulnerabilidade seria 80 (teoricamente).
Para obter os dados quantitativos, adicione o total dos valores de cada pergunta e subtraia 16 do resultado. As escalas são as seguintes:
□ Vulnerabilidade ao stress: Se acumular entre 24 e 39.

□ Seriamente vulnerável ao stress; Se acumular entre 40 e 60

□ Extremamente vulnerável ao stress: Se os valores excederem 60 pontos.

ANEXO 4. TESTE DE PERCEPÇÃO DO FUNCIONAMENTO DA FAMÍLIA (TESTE FF-SIL) OBJECTIVO: AVALIAR O FUNCIONAMENTO DA FAMÍLIA.

Segue-se um conjunto de situações que podem ou não ocorrer na sua família. Deve classificar e assinalar a sua resposta com um X, de acordo com a frequência com que a situação ocorre.

Situações:		Quase nunca	Raramente	A tempos	Muitas vezes	Quase Sempre
1	Se tomou decisões sobre coisas					
	membros importantes da família.					
2	A harmonia prevalece na minha casa. Na minha casa, cada um cumpre o seu papel					
	responsabilidades					
3	As manifestações de afeto					
	Faz parte da nossa vida					
4	Exprimimo-nos sem insinuações,					
	de uma forma clara e direta.					
	Podemos aceitar as insuficiências do					
5	e lidar com elas, tomamos					
	tendo em conta as experiências de					
	Outras famílias para situações					
	difícil.					
6	Quando alguém da família tem					
	Se tiveres um problema, os outros ajudam-te.					
7	As tarefas são distribuídas da seguinte forma					
	para que ninguém fique sobrecarregado.					
8	Os costumes familiares podem					
	ser alterado para certos					
	situações.					
	Podemos discutir diferentes					

	temas					
9	sem medo.					
	Confrontado com uma situação familiar difícil					
10	podemos procurar ajuda em					
	outras pessoas.					
	Os interesses e as necessidades de cada um					
11	que são respeitadas pelo núcleo					
	família.					
12	Mostramos uns aos outros o afeto que temos uns pelos outros					
	temos.					

A pontuação final do teste é obtida a partir da soma dos pontos por item. A escala tem valores diferentes de acordo com o critério selecionado:

Valores da escala: *Quase sempre 5, Muitas vezes 4, Às vezes 3, Raramente 2, Quase nuncaDiagnóstico* ***do Funcionamento Familiar de acordo com o Teste FF-SIL Pontuação Total.***

FUNCIONAL 70 a 57 pontos

MODERADAMENTE FUNCIONAL56 a 43 pontos

DISFUNCIONALDe 42 para 28 pontos

GRAVEMENTE DISFUNCIONALDe 27 para 14 pontos

ANEXO SB. MATRIZ DE REGISTO DE DADOS DO TESTE DE PERCEPÇÃO DO FUNCIONAMENTO FAMILIAR (FF-SIL)

SITUAÇÕES	1. CN		2. PV		3. AV		4. VM		5. CS	
	Não	%	Não.	%	Não.	%	Não.	%	Não.	%
1										
2										
3										
4										
5										
6										
7										
8										
9										
10										
11										
12										
13										
14										
Total										

Legenda: Cenários 1 a 14 (Anexo 5)

ANEXO 6

Tabela 1. Distribuição dos pacientes diabéticos de acordo com a idade e o sexo. Idade Sexo Total Feminino Masculino

	Não.	%	Não.	%	Não.	%
60 a 64	4	6.78	4	6.78	8	13.56
65 a 69	9	15.25	4	6.78	13	22.03
70 a 74	3	5.08	12	20.34	15	25.42
75 a 79	14	23.73	4	6.78	18	30.51
80 e mais.	2	3.39	3	5.08	5	8.47
Total	32	54.24	27	45.76	59	100.00

Fonte: Registos médicos individuais e questionário.

ùTabela 2. Distribuição dos pacientes diabéticos de acordo com as variáveis sociodemográficas.

Cor da pele

VariáveisPacientes diabéticos	Não.	%
Blanca	52	88.13
Não Branco	7	11.86
Fora da escola	18	30.51
Primário	16	27.12
EscolaridadeSecundário	5	8.47
Trabalhador qualificado	10	16.95
Pré-universitário	7	11.86
Universidade.	3	5.08
Dona de casa	22	37.29
ProfissãoEmpregado por conta própria	20	33.90
Trabalhador do Estado	9	15.25
Reformado	8	13.56

Fonte: registos médicos

Distribuição dos doentes diabéticos de acordo com as caraterísticas clínicas.

VariáveisPacientes diabéticosNo. % Pacientes diabéticosNo. % Pacientes diabéticosNo. % Pacientes diabéticos

Com antecedentes de familiares diabéticos **38 64,41**
Sem registo **21 35,59**
Comorbilidades associadas

Obesidade	40	67.80
Hiperlipoproteinemias primárias	40	67.80
Hipertensão arterial	23	38.98
História de doença cardíaca isquémica	12	20.34
Doença renal crónica	3	5.08

Fonte: registos médicos

Tabela 4. Distribuição dos pacientes diabéticos de acordo com os determinantes do estilo de vida e o sexo.

Sexo
Determinantes do estilo de vida

Feminino n=32 Masculino n=27Total

Stress	32	100,00	27	100,00	59	100,00
Dieta inadequada	22	68,75	24	88,89	46	77,97
Estilo de vida sedentário	19	59,38	15	55,56	34	57,63
Alcoolismo	2	6,25	15	55,56	17	28,81
Fumador ligeiro	5	15,63	3	11,11	8	13,56
Fumador moderado	5	15,63	1	3,70	6	10,17
Tabagismo Tabagismo grave	21	65,63	22	81,48	43	72,88
Ex-fumador	1	3,13	1	3,70	2	3,39
Subtotal	32	100	27	100	59	100

Fonte: Historial de saúde individual e teste à coluna*%.

Tabela 5. Distribuição dos doentes diabéticos de acordo com o Funcionamento da Família

Funcionamento familiar	Não.	%
Funcional	36	61.02
Moderadamente funcional	16	27.12
Disfuncional	5	8.47
Disfuncionalidade grave	2	3.39
Total	59	100.00

Fonte:Teste FF-SIL

Figura 1. Distribuição dos pacientes diabéticos de acordo com o funcionamento familiar.

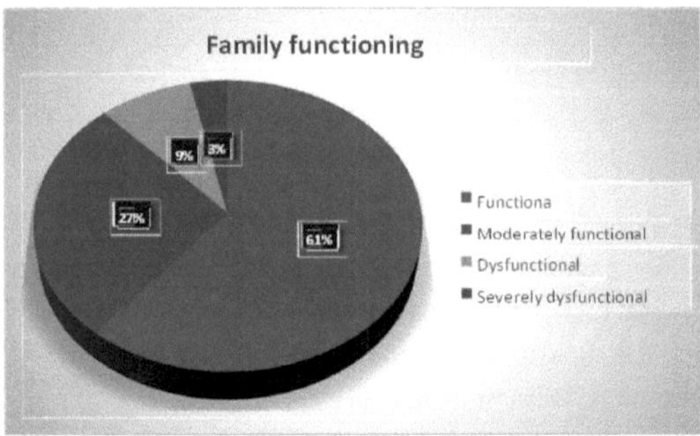

Fonte: Quadro 5

Tabela 6. Distribuição dos doentes diabéticos segundo os determinantes do estilo de vida e o controlo glicémico. Controlo glicémico

Determinantes de estilo de vida		Bien controlados		Descontrol ligero		Descontrol grave	
		No.	%	No.	%	No.	%
Alcoholismo		0	0.00	3	5.08	14	23.72
Sedentarismo		1	1.69	9	15.25	24	40.67
Dieta inadecuada		0	0.00	21	35,59	25	42,37
Estrés		**6**	**10.16**	**28**	**47.45**	**25**	**42.37**
Tabaquismo	Fumador leve	8	13,56	0	0.00	0	0.00
	Fumador moderado	6	10.16	0	0.00	0	0.00
	Fumador severo	0	0.00	28	47.45	25	42,37
	Exfumador	2	3.39	0	0.00	0	0.00
	Total	**6**	**10.16**	**28**	**47.45**	**25**	**42,37**

Fonte: Historial de saúde individual e teste à coluna*%.

Tabela 7. Distribuição dos pacientes diabéticos de acordo com os determinantes do estilo de vida e complicações.

Complicações Úlcera do pé Retinopatia Neuropatia Doença Determinantes do estilo de vida da diabetes diabética Nefropatias cardíacas diabéticas moderadas+

Não.	%	Não.	%	Não.	%	Não.	%	Não.	%
Alcoolismo3	5.08	3	5.08	3	5.08	17	28.81	17	28.81
Estilo de vida sedentário10	6.95	3	5.08	0	0.00	15	25.42	34	57,63
Dieta inadequada10	16.95	3	5.08	3	5.08	20	33.89	34	57,63
Stress10	16.95	3	5.08	3	5.08	20	33.89	34	57,63
Fumador ligeiramente0	0.00	0	0.00	0	0.00	0	0.00	1	1.69
Fumador 3	5.08	0	0.00	0	0.00	1	1.69	3	5.08
Fumador Tabaquis 5 Mo severo	8.47	3	5.08	3	5.08	19	32,20	28	47.45
Ex-fumador2	3.39	0	0.00	0	0.00	9	15.25	2	3.39
Total10	16.95	3	5.08	3	5.08	20	33.90	34	57.63

Fonte: Historial de saúde individual e teste à coluna*%.

Tabela 8. Distribuição dos doentes diabéticos de acordo com o estatuto económico e o controlo glicémico

Controlo da glicemia Situação económica

Bem controlado Sem controlo Ligeiro Falta grave de controlo Total

	Não.	%	Não.	%	Não.	%		Não.	%
Elevado:	4	6.78	17	28.81	5		8.47	26	44,06
Médio Alto:	1	1.69	0	0.00	8		13.56	9	15.25
Média: entre	0	0.00	9	15.25	2		3.39	11	18.64
Médio Baixo:	0	0.00	2	3.39	6		10.16	8	13,56
Baixo:	1	1.69	0	0.00	4		6.78	5	8.47
Total	6	10.16	28	47.45	25	42,37		59	100.00

Fonte: Historial de saúde individual e teste à coluna*%.

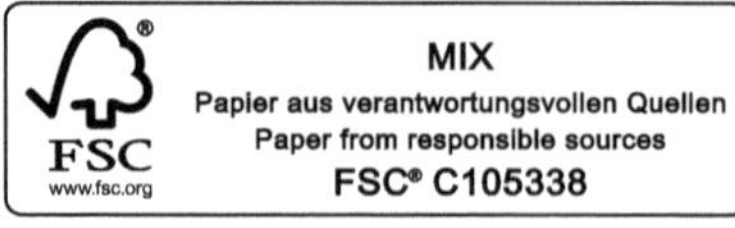

Printed by Books on Demand GmbH, Norderstedt / Germany